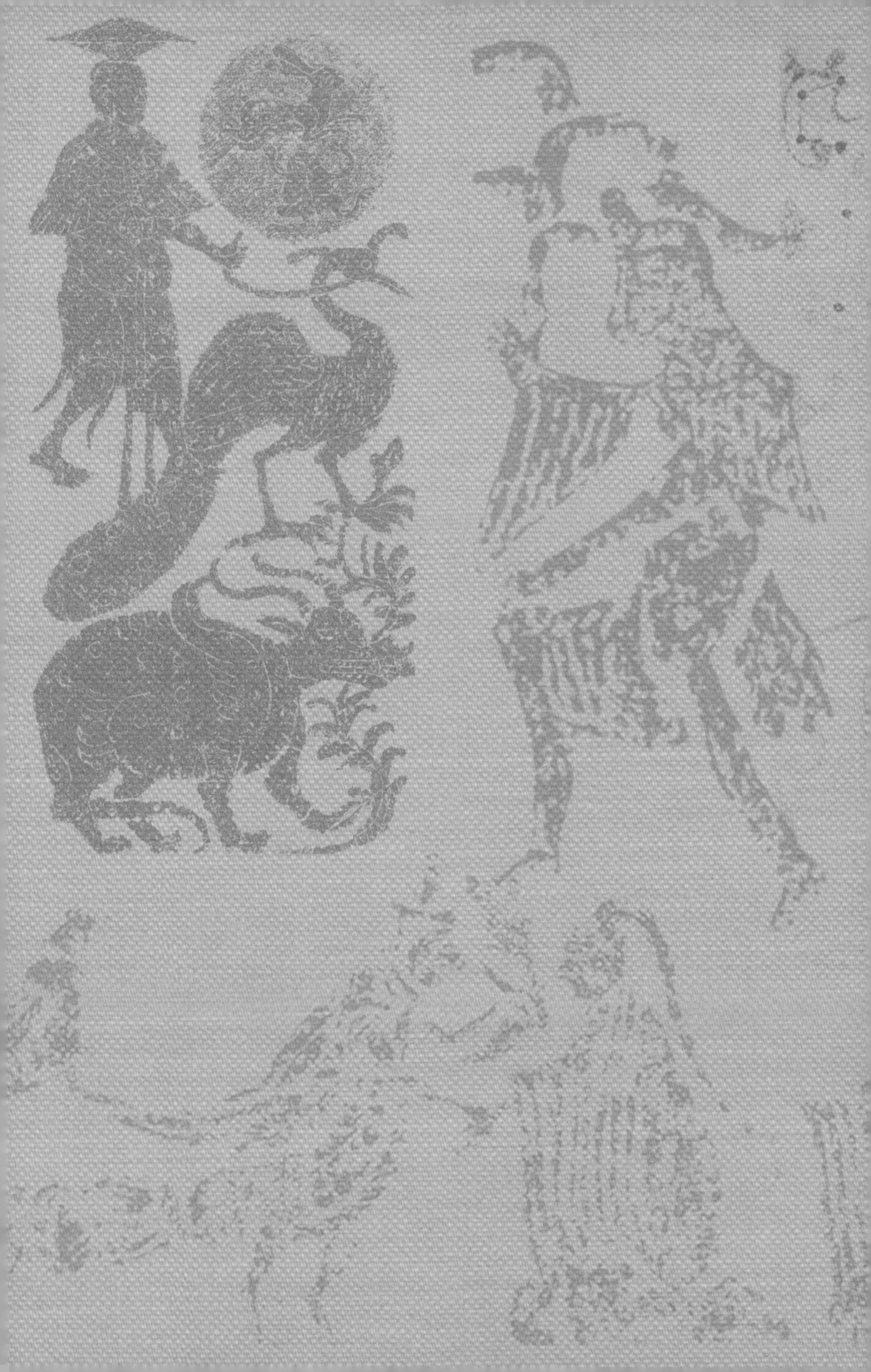

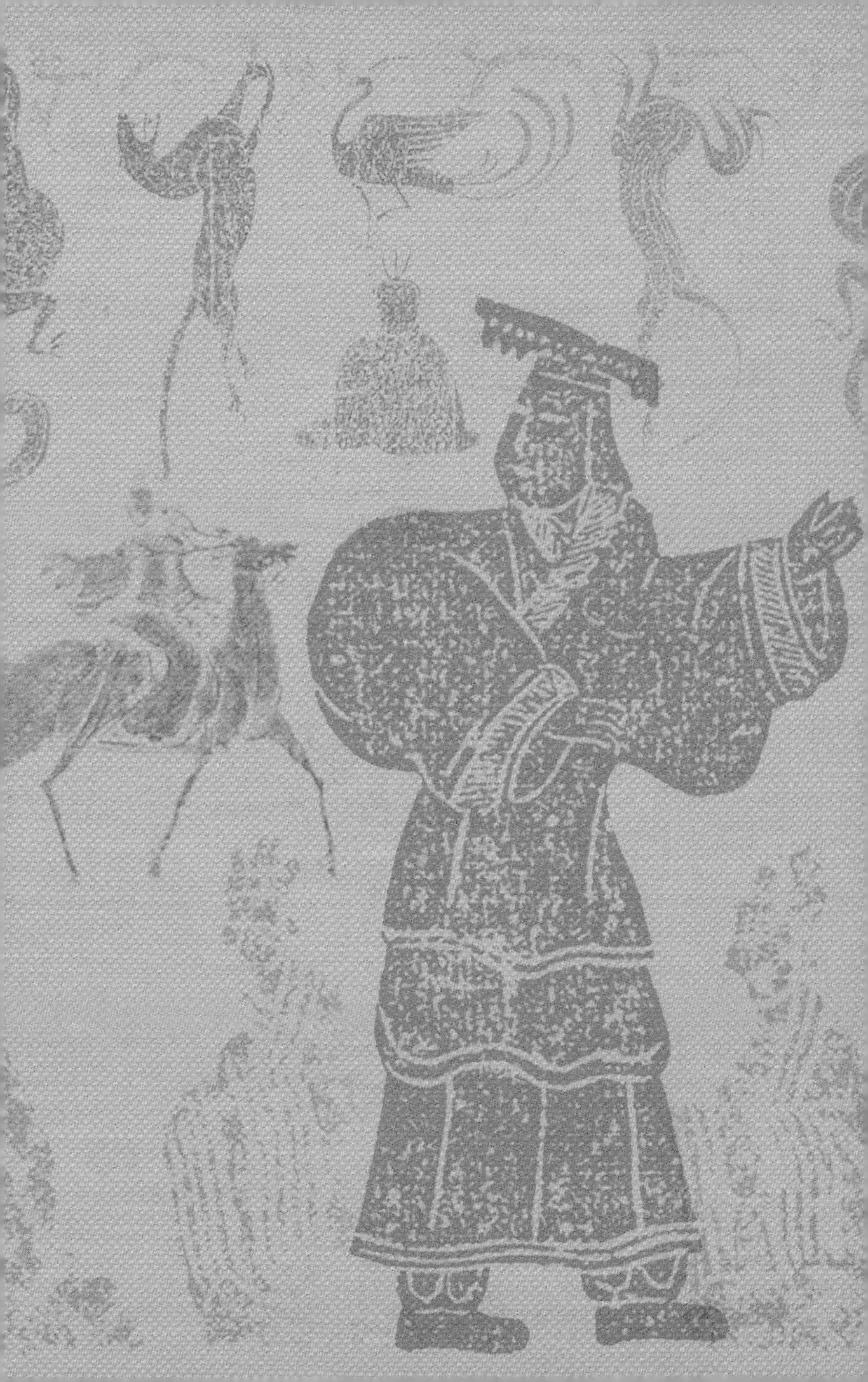

中国古医籍整理丛书

祝茹穹先生医印

清·祝登元　撰

清·赵　嶷　编

袁瑞华　闫小青　张　鑫　余　晴　校注

中国中医药出版社

·北　京·

图书在版编目（CIP）数据

祝茹穹先生医印/（清）祝登元撰，（清）赵嶷编；袁瑞华等校注．—北京：中国中医药出版社，2015.1（2024.8重印）

（中国古医籍整理丛书）

ISBN 978-7-5132-2075-0

Ⅰ.①祝…　Ⅱ.①祝…　②赵…　③袁…　Ⅲ.①医案-汇编-中国-清代　Ⅳ.①R249.49

中国版本图书馆CIP数据核字（2014）第235399号

中国中医药出版社出版

北京经济技术开发区科创十三街31号院二区8号楼

邮政编码　100176

传真　010 64405721

北京盛通印刷股份有限公司印刷

各地新华书店经销

*

开本710×1000　1/16　印张9.25　字数60千字

2015年1月第1版　2024年8月第2次印刷

书　号　ISBN 978-7-5132-2075-0

*

定价　28.00元

网址　www.cptcm.com

国家中医药管理局
中医药古籍保护与利用能力建设项目
组织工作委员会

主 任 委 员 王国强

副主任委员 王志勇 李大宁

执行主任委员 曹洪欣 苏钢强 王国辰 欧阳兵

执行副主任委员 李 昱 武 东 李秀明 张成博

委 员

各省市项目组分管领导和主要专家

（山东省）武继彪 欧阳兵 张成博 贾青顺

（江苏省）吴勉华 周仲瑛 段金廒 胡 烈

（上海市）张怀琼 季 光 严世芸 段逸山

（福建省）阮诗玮 陈立典 李灿东 纪立金

（浙江省）徐伟伟 范永升 柴可群 盛增秀

（陕西省）黄立勋 呼 燕 魏少阳 苏荣彪

（河南省）夏祖昌 刘文第 韩新峰 许敬生

（辽宁省）杨关林 康廷国 石 岩 李德新

（四川省）杨殿兴 梁繁荣 余曙光 张 毅

各项目组负责人

王振国（山东省） 王旭东（江苏省） 张如青（上海市）

李灿东（福建省） 陈勇毅（浙江省） 焦振廉（陕西省）

蔡永敏（河南省） 鞠宝兆（辽宁省） 和中浚（四川省）

项目专家组

顾　问　马继兴　张灿玾　李经纬

组　长　余瀛鳌

成　员　李致忠　钱超尘　段逸山　严世芸　鲁兆麟
　　　　　郑金生　林端宜　欧阳兵　高文柱　柳长华
　　　　　王振国　王旭东　崔　蒙　严季澜　黄龙祥
　　　　　陈勇毅　张志清

项目办公室（组织工作委员会办公室）

主　任　王振国　王思成

副主任　王振宇　刘群峰　陈榕虎　杨振宁　朱毓梅
　　　　　刘更生　华中健

成　员　陈丽娜　邱　岳　王　庆　王　鹏　王春燕
　　　　　郭瑞华　宋咏梅　周　扬　范　磊　张永泰
　　　　　罗海鹰　王　爽　王　捷　贺晓路　熊智波

秘　书　张丰聪

前言

中医药古籍是传承中华优秀文化的重要载体，也是中医学传承数千年的知识宝库，凝聚着中华民族特有的精神价值、思维方法、生命理论和医疗经验，不仅对于传承中医学术具有重要的历史价值，更是现代中医药科技创新和学术进步的源头和根基。保护和利用好中医药古籍，是弘扬中国优秀传统文化、传承中医学术的必由之路，事关中医药事业发展全局。

1949年以来，在政府的大力支持和推动下，开展了系统的中医药古籍整理研究。1958年，国务院科学规划委员会古籍整理出版规划小组在北京成立，负责指导全国的古籍整理出版工作。1982年，国务院古籍整理出版规划小组召开全国古籍整理出版规划会议，制定了《古籍整理出版规划（1982—1990）》，卫生部先后下达了两批200余种中医古籍整理任务，掀起了中医古籍整理研究的新高潮，对中医文化与学术的弘扬、传承和发展，发挥了极其重要的作用，产生了不可估量的深远影响。

2007年《国务院办公厅关于进一步加强古籍保护工作的意见》明确提出进一步加强古籍整理、出版和研究利用，以及

"保护为主、抢救第一、合理利用、加强管理"的方针。2009年《国务院关于扶持和促进中医药事业发展的若干意见》指出，要"开展中医药古籍普查登记，建立综合信息数据库和珍贵古籍名录，加强整理、出版、研究和利用"。《中医药创新发展规划纲要（2006—2020）》强调继承与创新并重，推动中医药传承与创新发展。

2003～2010年，国家财政多次立项支持中国中医科学院开展针对性中医药古籍抢救保护工作，在中国中医科学院图书馆设立全国唯一的行业古籍保护中心，影印抢救濒危珍本、孤本中医古籍1640余种；整理发布《中国中医古籍总目》；遴选351种孤本收入《中医古籍孤本大全》影印出版；开展了海外中医古籍目录调研和孤本回归工作，收集了11个国家和2个地区137个图书馆的240余种书目，基本摸清流失海外的中医古籍现状，确定国内失传的中医药古籍共有220种，复制出版海外所藏中医药古籍133种。2010年，国家财政部、国家中医药管理局设立"中医药古籍保护与利用能力建设项目"，资助整理400余种中医药古籍，并着眼于加强中医药古籍保护和研究机构建设，培养中医古籍整理研究的后备人才，全面提高中医药古籍保护与利用能力。

在此，国家中医药管理局成立了中医药古籍保护和利用专家组和项目办公室，专家组负责项目指导、咨询、质量把关，项目办公室负责实施过程的统筹协调。专家组成员对古籍整理研究具有丰富的经验，有的专家从事古籍整理研究长达70余年，深知中医药古籍整理研究的重要性、艰巨性与复杂性，履行职责认真务实。专家组从书目确定、版本选择、点校、注释等各方面，为项目实施提供了强有力的专业指导。老一辈专家的学术水平和智慧，是项目成功的重要保证。项目承担单位山东中医药大学、南京中医药大学、上海中医药大学、福建中医药大学、浙江省中医药研究院、陕西省中医药研究院、河南省中医药研究院、辽宁中医药大学、成都中医药大学及所在省市中医药管理部门精心组织，充分发挥区域间互补协作的优势，并得到承担项目出版工作的中国中医药出版社大力配合，全面推进中医药古籍保护与利用网络体系的构建和人才队伍建设，使一批有志于中医学术传承与古籍整理工作的人才凝聚在一起，研究队伍日益壮大，研究水平不断提高。

本着“抢救、保护、发掘、利用”的理念，该项目重点选择近60年未曾出版的重要古医籍，综合考虑所选古籍的保护价值、学术价值和实用价值。400余种中医药古籍涵盖了医经、基础理论、诊法、伤寒金匮、温病、本草、方书、内科、外科、女科、儿科、伤科、眼科、咽喉口齿、针灸推拿、养生、医案医话医论、医史、临证综合等门类，跨越唐、宋、金元、明以迄清末。全部古籍均按照项目办公室组织完成的行业标准《中医古籍整理规范》及《中医药古籍整理细则》进行整理校注，绝大多数中医药古籍是第一次校注出版，一批孤本、稿本、抄本更是首次整理面世。对一些重要学术问题的研究成果，则集中收录于各书的“校注说明”或“校注后记”中。

“既出书又出人”是本项目追求的目标。近年来，中医药古籍整理工作形势严峻，老一辈逐渐退出，新一代普遍存在整理研究古籍的经验不足、专业思想不坚定等问题，使中医古籍整理面临人才流失严重、青黄不接的局面。通过本项目实施，搭建平台，完善机制，培养队伍，提升能力，经过近5年的建设，锻炼了一批优秀人才，老中青三代齐聚一堂，有效地稳定了研究队伍，为中医药古籍整理工作的开展和中医文化与学术的传承提供必备的知识和人才储备。

本项目的实施与《中国古医籍整理丛书》的出版，对于加强中医药古籍文献研究队伍建设、建立古籍研究平台，提高古籍整理水平均具有积极的推动作用，对弘扬我国优秀传统文化，推进中医药继承创新，进一步发挥中医药服务民众的养生保健与防病治病作用将产生深远影响。

第九届、第十届全国人大常委会副委员长许嘉璐先生，国家卫生计生委副主任、国家中医药管理局局长、中华中医药学会会长王国强先生，我国著名医史文献专家、中国中医科学院马继兴先生在百忙之中为丛书作序，我们深表敬意和感谢。

由于参与校注整理工作的人员较多，水平不一，诸多方面尚未臻完善，希望专家、读者不吝赐教。

国家中医药管理局中医药古籍保护与利用能力建设项目办公室

二〇一四年十二月

许序

“中医”之名立，迄今不逾百年，所以冠以“中”字者，以别于“洋”与“西”也。慎思之，明辨之，斯名之出，无奈耳，或亦时人不甘泯没而特标其犹在之举也。

前此，祖传医术（今世方称为“学”）绵延数千载，救民无数；华夏屡遭时疫，皆仰之以度困厄。中华民族之未如印第安遭染殖民者所携疾病而族灭者，中医之功也。

医兴则国兴，国强则医强。百年运衰，岂但国土肢解，五千年文明亦不得全，非遭泯灭，即蒙冤扭曲。西方医学以其捷便速效，始则为传教之利器，继则以“科学”之冕畅行于中华。中医虽为内外所夹击，斥之为蒙昧，为伪医，然四亿同胞衣食不保，得获西医之益者甚寡，中医犹为人民之所赖。虽然，中国医学日益陵替，乃不可免，势使之然也。呜呼！覆巢之下安有完卵？

嗣后，国家新生，中医旋即得以重振，与西医并举，探寻结合之路。今也，中华诸多文化，自民俗、礼仪、工艺、戏曲、历史、文学，以至伦理、信仰，皆渐复起，中国医学之兴乃属必然。

迄今中医犹为国家医疗系统之辅，城市尤甚。何哉？盖一则西医赖声、光、电技术而于20世纪发展极速，中医则难见其进。二则国人惊羡西医之“立竿见影”，遂以为其事事胜于中医。然西医已自觉将入绝境：其若干医法正负效应相若，甚或负远逾于正；研究医理者，渐知人乃一整体，心、身非如中世纪所认定为二对立物，且人体亦非宇宙之中心，仅为其一小单位，与宇宙万象万物息息相关。认识至此，其已向中国医学之理念“靠拢”矣，虽彼未必知中国医学何如也。唯其不知中国医理何如，纯由其实践而有所悟，益以证中国之认识人体不为伪，亦不为玄虚。然国人知此趋向者，几人？

国医欲再现宋明清高峰，成国中主流医学，则一须继承，一须创新。继承则必深研原典，激清汰浊，复吸纳西医及我藏、蒙、维、回、苗、彝诸民族医术之精华；创新之道，在于今之科技，既用其器，亦参照其道，反思己之医理，审问之，笃行之，深化之，普及之，于普及中认知人体及环境古今之异，以建成当代国医理论。欲达于斯境，或需百年欤？予恐西医既已醒悟，若加力吸收中医精粹，促中医西医深度结合，形成21世纪之新医学，届时“制高点”将在何方？国人于此转折之机，能不忧虑而奋力乎？

予所谓深研之原典，非指一二习见之书、千古权威之作；就医界整体言之，所传所承自应为医籍之全部。盖后世名医所著，乃其秉诸前人所述，总结终生行医用药经验所得，自当已成今世、后世之要籍。

盛世修典，信然。盖典籍得修，方可言传言承。虽前此50余载已启医籍整理、出版之役，惜旋即中辍。阅20载再兴整理、出版之潮，世所罕见之要籍千余部陆续问世，洋洋大观。

今复有“中医药古籍保护与利用能力建设”之工程，集九省市专家，历经五载，董理出版自唐迄清医籍，都400余种，凡中医之基础医理、伤寒、温病及各科诊治、医案医话、推拿本草，俱涵盖之。

噫！璐既知此，能不胜其悦乎？汇集刻印医籍，自古有之，然孰与今世之盛且精也！自今而后，中国医家及患者，得览斯典，当于前人益敬而畏之矣。中华民族之屡经灾难而益蕃，乃至未来之永续，端赖之也，自今以往岂可不后出转精乎？典籍既蜂出矣，余则有望于来者。

谨序。

第九届、十届全国人大常委会副委员长

許嘉璐

二〇一四年冬

王序

中医学是中华民族在长期生产生活实践中，在与疾病作斗争中逐步形成并不断丰富发展的医学科学，是中国古代科学的瑰宝，为中华民族的繁衍昌盛作出了巨大贡献，对世界文明进步产生了积极影响。时至今日，中医学作为我国医学的特色和重要医药卫生资源，与西医学相互补充、相互促进、协调发展，共同担负着维护和促进人民健康的任务，已成为我国医药卫生事业的重要特征和显著优势。

中医药古籍在存世的中华古籍中占有相当重要的比重，不仅是中医学术传承数千年最为重要的知识载体，也是中医为中华民族繁衍昌盛发挥重要作用的历史见证。中医药典籍不仅承载着中医的学术经验，而且蕴含着中华民族优秀的思想文化，凝聚着中华民族的聪明智慧，是祖先留给我们的宝贵物质财富和精神财富。加强对中医药古籍的保护与利用，既是中医学发展的需要，也是传承中华文化的迫切要求，更是历史赋予我们的责任。

2010年，国家中医药管理局启动了中医药古籍保护与利用能力建设项目。这既是传承中医药的重要工程，也是弘扬优秀民族文化的重要举措，不仅能够全面推进中医药的有效继承和创新发展，为维护人民健康作出贡献，也能够彰显中华民族的璀璨文化，为实现中华民族伟大复兴的中国梦作出贡献。

相信这项工作一定能造福当今，嘉惠后世，福泽绵长。

国家卫生和计划生育委员会副主任

国家中医药管理局局长

中华中医药学会会长

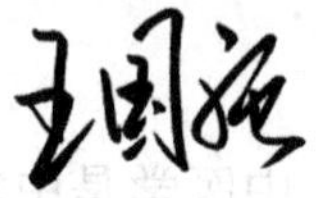

二〇一四年十二月

马 序

新中国成立以来，党和国家高度重视中医药事业发展，重视古籍的保护、整理和研究工作。自 1958 年始，国务院先后成立了三届古籍整理出版规划小组，分别由齐燕铭、李一氓、匡亚明担任组长，主持制定了《整理和出版古籍十年规划（1962—1972）》《古籍整理出版规划（1982—1990）》《中国古籍整理出版十年规划和“八五”计划（1991—2000）》等，而第三次规划中医药古籍整理即纳入其中。1982 年 9 月，卫生部下发《1982—1990 年中医古籍整理出版规划》，1983 年 1 月，中医古籍整理出版办公室正式成立，保证了中医古籍整理出版规划的实施。2002 年 2 月，《国家古籍整理出版“十五”（2001—2005）重点规划》经新闻出版署和全国古籍整理出版规划领导小组批准，颁布实施。其后，又陆续制定了国家古籍整理出版“十一五”和“十二五”重点规划。国家财政多次立项支持中国中医科学院开展针对性中医药古籍抢救保护工作，文化部在中国中医科学院图书馆专门设立全国唯一的行业古籍保护中心，国家先后投入中医药古籍保护专项经费超过 3000 万元，影印抢救濒危珍、善、孤本中医古籍1640余种，开展了海外中医古籍目录调研和孤本回归工作。2010年，国家财政部、国家中医药管理局安排国家公共卫生专项资金，设立了“中医药古籍保护与利用能力建设项目”，这是继1982～1986年第一批、第二批重要中医药古籍整理之后的又一次大规模古籍整理工程，重点整理新中国成立后未曾出版的重要古籍，目标是形成并普及规范的通行本、传世本。

为保证项目的顺利实施，项目组特别成立了专家组，承担咨询和技术指导，以及古籍出版之前的审定工作。专家组中的许多成员虽逾古稀之年，但老骥伏枥，孜孜不倦，不仅对项目进行宏观指导和质量把关，更重要的是通过古籍整理，以老带新，言传身教，培养一批中医药古籍整理研究的后备人才，促进了中医药古籍保护和研究机构建设，全面提升了我国中医药古籍保护与利用能力。

作为项目组顾问之一，我深感中医药古籍保护、抢救与整理工作的重要性和紧迫性，也深知传承中医药古籍整理经验任重而道远。令人欣慰的是，在项目实施过程中，我看到了老中青三代的紧密衔接，看到了大家的坚持和努力，看到了年轻一代的成长。相信中医药古籍整理工作的将来会越来越好，中医药学的发展会越来越好。

欣喜之余，以是为序。

中国中医科学院研究员

马继兴

二〇一四年十二月

校注说明

《祝茹穹先生医印》为清初名医祝登元的医论、医案，其弟子赵嶷编，成书于清顺治十一年（1654），刊行于清顺治十三年（1656）。全书分《祝茹穹先生医印》（以下简称《医印》）《祝茹穹先生医验》（以下简称《医验》）两部分，《医印》三卷，载祝氏医论25篇，《医验》一卷，载祝氏医案63则。该书于脉学理论有独到而深入的探讨，医案亦多有特色。

祝登元，字茹穹，龙丘（今浙江衢州）人，弱冠为诸生，明崇祯十七年（1644）选贡，未几明亡，天下动荡，闭门著述。清顺治三年（1646）被举荐为福建漳州府知府，署监军漳泉道，在任期间为人治病，不久辞归，著书十余种，今传有《心医集》及弟子赵嶷所编《祝茹穹先生医印》。

此次整理，以中国中医科学院图书馆所藏清顺治十三年旷旷居刻本为底本，以天津中医药大学图书馆所藏抄本（简称"津抄本"）为主校本。

具体校注方法如下。

1. 采用简体横排形式，用新式标点，对原文重新加以句读。

2. 凡底本中繁体字、俗字、异体字予以径改，不出注。底本中古今字、通假字，原文不改，于首见处出注说明。难字、生僻字酌加注释。

3. 书中药名不规范者，除药物异名外，均以药物规范字律齐。

4. 原文中重文符皆改回原字。

5. 原书眉批移于相应正文下，用另体小字，前加“［批］”字。

6. 原书中有明显误脱之处，信而有征者，予以改正，并出校说明；无确切证据者，出校存疑。

7. 原书字词无误而校本、他校资料义胜或有参考意义者，酌情出校。

8. 原书文字漫漶不清，酌其文义据校本及他校资料补入并出校说明，或出校存疑。

9. 原书中引用前代文献，简注说明。其中引用与原文无差者，用“语出”；引用与原文有出入者，用“语本”；凡称引自某书而某书不见反见于他书者，用“语见”。

10. 原书中地名、人名、官名、方名、穴名及专业术语等，较为疑难或生疏者出注说明。

11. 原书中典故，简注说明其意义，并注明出处。

12. 原书无目录，今据正文提取，置于正文之前。

13. 《医印》各卷卷题下原有“庐陵弟子赵嶷一苍子记注”题署，今一并删去。《医验》各案下所署记者名予以保留。

14. 沈朝璧“序”和郎廷佐“叙”，以“沈序”“郎叙”为题别之。

沈 序

天下之人生于道，天下人之性命死于心。自甫出胎，才能食即思美味，能听即思美音，能视即思美色。其见美辄爱者，处处皆心，即处处皆受心之害。是故能见心者不顺心，能治心者不拂心。顺吾心，势必至恣，耳目口体纵不病，亦年寿从此损，一有病，即药力无可施矣；拂吾心，势必至厌世如桎梏，弃欲如杂毒，仅清净自完，而未能立群生之命，达天地之和，亦小乘也。噫！此夫子之能自治其心，又能治人之心，《心医》[①] 之所由起哉。师驾所至，是邦之人病者胥[②]来质，又施药以接贫苦，每岁活人奇奇怪怪之症千万，经乎手，即有奇奇怪怪之方之验千万及乎人，然则方安能穷，验安尽纪？而有验之最异，非复医书之所有，何可不以其方与验，俾天下后世共知之，以为善治心者之针石也。窃恐[③]玄平[④]、仲景，身通显而未广其行，藏器、立斋，身隐逸而犹阻于势，孰若夫子之忘其尊贵，重以好游，广乎施与，贫者咸被乎？盖天下之人闻夫子之名者，共信为医之圣，而炙[⑤]夫子之貌者，即知为人之仙。静

---

① 心医：即祝茹穹所著《心医集》，六卷。卷一为纪验，卷二为症方，卷三为三科，卷四为脉论，卷五为秘方，卷六为静功妙药，见《珍版海外回归中医古籍丛书》第五册。

② 胥：全都。

③ 恐：疑为“思”。

④ 玄平：疑为“元化”，即华佗。

⑤ 炙：受熏陶，此为亲见。

功四戒五进，单关柔接之诀，得诸无生子仙师。世之高人奇士游夫子之门，领诀而直证先天者，不可具数。若夫高年苦疾病，开关而旧症顿除；少年患遗忘，开关而智慧大豁；富贵虑无子，开关而养育频闻。盖粗之而其效已如此，况精之乎？虽然，遂以此为知吾夫子乎？夫子学贯天人，静坐之余，即有著述，如《天文秘占》《地理确义》《镜古篇》①《冰署集》《字学考》诸刊久已行世，其未刊者尚有《四书讲成》《通鉴纪实》《字画广汇》数种，区区《心医纪验》谓足见夫子乎？然夫子之心固已见矣。度夫子之心，使天下之心皆能见心，皆能治心，皆与闻大道，斯则医人医国，天地人之义括于此矣。

时顺治甲午年仲春望日门下弟子沈朝璧撰

① 镜古篇："篇"原作"篇"，据文义改。

郎 叙

龙丘祝子茹穹，弃二千石①如脱屣②，而尚羊③乎山水之间，其意不在山水也。茹穹有壶翁之秘，游戏轩冕④，退而讲寿人之术，又退而浮家泛宅，揽苕霅⑤台宕⑥之胜，虽汝南市掾⑦不得而有也。一日，渡钱唐⑧，历虎丘，溯石帆海门而上，将放乎夏口而休焉，乃邀之者方在武功合皂⑨之间也。茹穹曰：诺，彼负局者⑩何有乎？为汝曹下祥水⑪，又多乎哉？自是奉酒脯者趾相错矣。会布帆过松门，止少宰氏，余得从解后⑫一通，公神光注射，珊珊然⑬一壶翁也。居无何，酒后耳热，为余述天目诸往事，辄

① 二千石：汉代郡守每年俸禄为两千石，后指州府级官员。

② 屣（xǐ 洗）：鞋。

③ 尚羊：同“倘佯”“徜徉”等。

④ 轩冕（miǎn 免）：古时大夫以上官员的车乘和冕服，此指官爵。

⑤ 苕霅（zhá 铡）：苕溪与霅溪，水名，在今浙江湖州境。

⑥ 台宕：天台山与雁宕山（即雁荡山），在今浙江台州境。

⑦ 汝南市掾（yuàn 院）：即费长房，东汉人，为汝南市掾，据载曾从壶公学仙，未成辞归，能治病鞭鬼。事见《后汉书·方书列传》。掾，属吏的通称。

⑧ 钱唐：即钱塘，指钱塘江。

⑨ 武功合皂：武功山与合皂山，皆道教名山，在江西境。

⑩ 负局者：即“负局先生”，古时医者，以磨镜为名，出紫丸为人治病，活人无算。典出《列仙传》。局，盒子。

⑪ 祥水：《列仙传·负局先生》作“神水”。

⑫ 解后：义同“邂逅”。

⑬ 珊珊然：高洁飘逸貌。

不知其神王也。至弹剑太湖之滨，指点毗陵之墅，则又经生老辈从户牖窥，噤舌挢骇，汗而不能以已者。余则曰不然，以今世而有茹穹者，使得始终于古寿人之术，一编《素问》，三折县①丝，将见霍然②而起者不知其几千万计，又安见茹穹之不即无生华卿③，而余之遇茹穹不即为遇无生与④华卿也？若夫飘然御风与为利形实下之说，又瞠乎后矣。余方治军旅，将瞿瞿⑤未胜，岐黄家所按辄不中，茹穹投我一剂，才刀圭耳，而霍然起者，盖又汝南市掾未必能得之壶翁，而余亦既得之矣，余益矣！时《心医静功》⑥ 合刻成，为泐⑦数言，以弁⑧其首，将以告世之为心病而不知有茹穹先生者。

时顺治丙申秋七月朔日

钦命总督江南江西等处地方军务兼理粮饷

兵部尚书兼都察院右副都御史三韩郎廷佐⑨撰

---

① 县：同“悬”。《说文叚借义证》：“此即悬挂本字也。”

② 霍然：迅疾貌。典出汉代枚乘《七发》。

③ 无生华卿：据《心医集·熊文举叙》中“茹穹所亲授于无生子李华卿者甚奇”语，可知无生子即李华卿，为祝登元之师。

④ 与：疑为“子”。

⑤ 瞿瞿：惊顾貌。

⑥ 心医静功：即祝登元所撰《心医集》。

⑦ 泐（lè 乐）：同“勒”，刻写。秋瑾《致琴文书》：“匆匆倚灯，谨泐数行，敬请坤安。”

⑧ 弁：作序。

⑨ 郎廷佐：汉军镶黄旗人，生年不详，卒于康熙十五年（1676），早年随父入后金，康熙十二年官至江西江南总督。

目录

卷一

卷二

卷　三

附

卷一

胃气一线，定部分用

［批］岐黄未发之秘。此切诊最吃紧处，故以冠篇。

人秉中和而生，诊脉要先识胃气。胃气者，三阴三阳之界中间一线是也。《内经》数论四时之脉皆以胃气为本，各状四时之生脉，以形容其中和，中和既得，谓之平脉。反此则逆，轻则病，重则死。其状四时之主脉：如春属肝，脉宜微弦，春之胃气从微弦边去形容，故曰耎[①]即[②]软弱招招即迢迢[③]，如揭长竿末梢；夏属心，心脉宜微钩，夏之胃气从微钩边去形容，故曰累累如连珠，如循琅玕[④]；秋属肺，肺宜微毛，秋之胃气从微毛边去形容，故曰厌厌聂聂，如落榆荚；冬属肾，肾宜微石，冬之胃气从微石边去形容，故曰喘喘累累，按之而坚；长夏属脾，脾脉宜微耎弱，长夏之胃气从微耎弱边形容，故曰和柔相离，如鸡践地。此言五脏之胃气通表里，两手各六经，随宜依时得平，非如春单看肝，夏单看心，秋单看肺，冬单看肾，长

---

① 耎（ruǎn 软）：软。
② 即：原字漫漶，据津抄本补。
③ 即迢迢："即"及后"迢"原字漫漶，据津抄本补。
④ 琅玕：似玉的美石。

夏单看土也。一脏有病，诸脏腑俱相连，不论其见于何脏何腑，所责却在时脉之不得中和也。然《内经》但分四序[①]言胃气，其胃气在三阴三阳之界，引而未发，自无生子仙师秘授，乃知胃气之诊居六部之先，在六部之中而超六部之外。未诊六部，先平指于六部之中取之。［批］先平指取中，后浸[②]指取病，千古至秘。六部之中者，寸关尺之上畔为三阳，寸关尺之下畔为三阴，中间一线，所谓三阴三阳之界者是也。《内经》之引而未发者，于弦、钩、毛、石、耎、弱俱加一“微”字，即以其界在六部之间，稍上则三阳，稍下则三阴，其间不容发，胃脉在中间微微安静，为得中和，可以知为平人。盖土气浑浑缓缓，若看病人，待中间一线动，在近何经为土拆[③]缝，［批］土拆缝，形容入微，会心者指下了然。便是病根。即以所切之指浸而候之，假令动在近左寸之界左，是病根在手少阴经心，则以我右手食指候其心脉而浸入中间，谓之近里；如动在近左寸之界右，是病根在手太阳经小肠，则以我右手食指候其小肠脉而浸入中间，谓之近表即浸外，外亦表之意也。《心医集》存原说，今恐人误以浸外，将指却出，遂改，以便易知。知其病根所

---

① 四序：四季。

② 浸指：移动手指。

③ 拆：同“坼”，裂开。《诗经·大雅·生民》：“不拆不副，无菑无害。”清阮元校勘记：“唐石经、相台本‘拆’作‘坼’。”

在，即将此经用浮中沉三候[①]法切之，单挈要领，则诸部不劳而得矣，余仿此。《素问·阴阳应象大论》篇曰：观权衡规矩而知病所主，非以此中间一线为权衡规矩，而动在近何部，便知病所主乎本经[②]《脉要精微论》云：春应中规，言阳气柔软，如规之圆也；夏应中矩，言阳气强盛，如矩之方也；秋应中衡，言阴升阳降，高下必平；冬应中权，言阳气居下，如权之重。此则偶同权衡规矩四字耳，而解者必两处引证，以为喻春夏秋冬之阳气，何其泥而不通也？

胃气合坤卦，由本母气

胃气之在中间一线者，脉乃卦体也，寸为天，关为人，尺为地，三部即三才。三才未分，浑然乾体三画。至于阴阳必判，乾分为坤，则三画自应间断。三画间断，则中间有一线，阴阳实从此生生不已，妙用全在此处。初平手按之，浑浑缓缓，似有似无，为平脉，重按之，实有一线不着两傍[③]，所谓土中也。三画分六，则左右手之上畔为三阳，左右手之下畔为三阴，天阳居上，地阴居下也。取胃气者何也？万物资始于乾而资生于坤，乾施而坤受，一施之后生成之厚德，皆坤之气，坤者，万物之母也。验之人身，自父施而后，其受胎皆母生成，故人得母气居

① 诸脏腑……三候：底本原缺卷之一第二页，今据津抄本补自“相连”至“浮中沉三候”凡三百八十七字。

② 本经：此指《素问》。后文有承《灵枢》者，则据《灵枢》。

③ 傍：同“旁”。《广韵·唐韵》：“傍，亦作‘旁’。”

多。胃者土也，其干为戊，其卦位为先天之坤，举坤而乾在其中，举母气而父气在其中，以坤本资生于乾而母本资生于父也。以三指切六断六断，三阴三阳也，三指在上象乾，六断在下象坤，又可以征乾之交。《内经》言五运六气，虽不言卦而卦显然，何也？五运六气有司天在泉，左右四间，每岁司天为天，在泉为地，四间随司天在泉之推移以共化，间者在卦体六断之中，四空处为四间，而中间一线则直上直下，通乎天地，即司天在泉也，总为五空。［批］以四空为四间，以中间直空总为五空，运气中脉病脉俱在此中，至简至易。五运者金木水火土，合十干，甲己合土，乙庚合金，丙辛合水，丁壬合木，戊癸合火是也；六气者风寒暑湿燥热，对十二支，子与午对君火，丑与未对湿土，寅与申对相火，卯与酉对燥金，辰与戌对寒水，巳与亥对风木是也。运与气参而迭主客，大要不越乎五行，而五行皆以土为体用，每岁司天在泉不论所属，总不宜太过不及，而以中和为贵，则即以胃气为主之意。运气之脉准于尺寸之当应、当不应以为反顺，而不言关，以关在尺寸之中，而五空含之。尺寸之当应、当不应，无有不通于五空，以五空中间之直上直下即司天在泉，而两旁之四空即左右四间也。《内经》恐五空微之又微，难候，故即以尺寸候之，遂置关不言，即并胃气不显言，以胃气亦微之又微，不若寄之六部，不若候之尺寸。然候尺寸固显然，而尚有南政北政、司天在泉、左右两间之多端，不如候中间一线，一落指顷便知，为简易之至理，病根侵候而得之在此，运气之生克盛衰亦在此。五运六气以生克盛衰征于脏腑经络骨节，变化无穷，而不外乎六断中之五空以为变化。使无五空，则浑然一片，何以分析捉摸？此五运六气虽不言卦而卦显然，卦不过一坤，以坤乃母气，而胃之所以合坤者由此耳。究竟断者不断，有气贯而相连，[批] 若断则气脉不联矣。如卦之三百八十四爻寔①一爻，此所谓浑然一中也。

脉度三部，尺部独长，征胃气母气

[批] 印后尺脉为根。

三部以掌后高骨为关之准。关前为寸，抵鱼际；关后为尺，抵尺泽。高骨不必言掌后，已隆起于掌前。鱼际者掌之尽处，尺泽者股之尽处。寸止九分，阳数也，尺实一尺，尺之中分寸不爽为十分，阴之数也，秦越人所谓阴得尺中一寸，阳得寸内九分②是也。《素问·脉要精微论》曰：上竟上者，胸喉中事；下竟下者，少腹腰膝胫足中事。自来释者未明“竟”字之义，便以寸之上候胸喉中事，而以尺之下候少腹腰膝胫足中事矣。殊不知寸之上，自胸喉以达顶首，是其“上竟上”，不止胸喉中事，但说胸喉中事者，举一隅也；尺之下，少腹腰膝胫足中事，是其“下竟下”，而下之未竟，一尺之内岂尽候少腹腰膝胫

① 寔（shí食）：通“实”。《说文通训定声·屯部》：“寔，叚借为‘实’。”
② 阴得尺中……寸内九分：语本《难经·二难》。

足中事耶？今人不知鱼际在掌尽处，但于寸之上略移一分，便以为上竟上矣。其候尺泽，愈不知尺泽竟至股尽处，亦于尺之下略移一分，便以为下竟下矣。寸为阳，乾父主施；尺为阴，坤母主受。乾父一施之外，其受而生成者皆坤母，故寸之度短而约，尺之度长而丰，即母气胃气之居多也。自尺抵尺泽股尽处，上约而下丰，其形已如胃矣。下竟下候少腹腰膝胫足中事，其未竟之上，尺部而下，仍分三部候之，自顶至踵皆可以候。人有脉绝而尺泽不绝，亦谓之有胃气，不可便断其死也。余既得仙师指授，参之《内经》下竟下之说，乃知岐黄已先言之。［批］岐黄秘旨，经师说破，粗工目①不睹《内经》者，只以为创论。

营卫各生同会，阴阳相贯，昼夜相随，共行五十度，其言各行二十五度

须知②《素问·生气通天论》营气不从之“营”与《灵枢》营气之“营”字同，其余俱书“荣”字，盖古“营”、“荣”通用。大义当以“营”字为是。盖阴气在内，如将军之守营，阳气在外，如士卒之卫外。《史记》云：以师兵为营卫③。《素问·阴阳应象大论》曰：阴在内，阳之守，阳在外，阴之守。其义晓然矣。

《灵枢·营卫生会篇》曰：人受气于谷，谷入于胃，

① 目：原作“日”，据津抄本改。

② 须知：此二字原在篇题“各行二十五度”下，据文义移此。

③ 以师兵为营卫：语出《史记·五帝本纪》。

以传五脏六腑[①]，皆以受气，其清者为营，浊者为卫，营在脉中，卫在脉外，营周不休此“营”字抵[②]作运行，非血营也，五十而复大会，阴阳相贯，如环无端，卫气行于阴二十五度，行于阳二十五度此卫气兼言血营，或省文，后人因此二字费解且错，分为昼夜，故气至阳而起，至阴而止。又曰：营出于中焦，卫留于下焦。盖中焦者即胃之中所化清者，下焦即胃之下所化浊者。清者自上而出，故曰上焦出于胃上口，并咽以上，贯膈而布胸中，循太阴之分而行。太阴者肺也，每日寅时脉行手太阴肺，始于中焦，终于次指内廉，出其端，循行至手阳明大肠；始于大指次指之端，终于上挟鼻，至足阳明胃；始于鼻交頞中，终于入大指间，出其端，至足太阴脾；始于大指之端，终于注心中，至手少阴心；始于心中，终于循小指之内，出其端，至[③]手太阳小肠；始于小指之端，终于抵鼻，至目内眦，斜络于颧，至足太阳膀胱；始于目内眦，终于小指内侧，出其端，至足少阴肾；始于小指之下，终于注胸中，至手厥阴心包络；始于胸中，终于循小指次指，出其端，至手少阳三焦；始于小指次指之端，终于至目兑[④]眦，至足少阳胆；

① 以传五脏六腑：《灵枢·营卫生会》“传”下有“与肺”二字，“五脏六腑”从下读。

② 抵：当作“只（衹）”。

③ 至：原脱，据文义及文例补。

④ 兑：同“锐”。《淮南子·墬形训》：“南方，阳气之所积，暑湿居之，其人修形兑上。”

始于目兑眦，终于小指次指，循大指内出其端，贯爪甲，出三毛，至丑足厥阴肝；始于大指聚毛之上，终于注肺中自寅注肺，至丑注肝，复注于寅肺。脉度有长短，穴有多寡，不可泥一时行一经也。一时行一经，自后世子午流注针灸诸书揣摩以一经配一时，而《铜人明堂图》遂依，细考《内经》及《难经》，皆无此说。营血行脉中，卫气行脉外，气之阳以护卫血阴，而血之阴以经营气阳，谓之阴阳相贯，而其次第一里一表，一表一里，阴阳参错而不紊乱，亦谓之阴阳相贯。营行卫行，刻刻相随，何常离间？本篇经云：日中而阳陇，为重阳；夜半而阴陇，为重阴陇，当作隆。《素问·生气通天论》有日中而阳隆，盖古以隆、陇通用。故太阴主内，太阳主外，各行二十五度，分为昼夜[1]。太阴者血营也，太阳者气卫也，阴阳之气各有所主于昼夜，其实营卫无分也。各行二十五度，即营行脉中、卫行脉外之各行，非营行二十五度之后，乃卫行二十五度继之；卫行二十五度之外，乃营行二十五度继之也。如日月之行不休，虽各主昼夜，而子阳在夜，午阴生昼，究竟昼夜有分，而日月阴阳则无分也。生人之初与生天生地之初皆以一气生成，故气能统血，营亦名气，以营气乃生血，非血无气而能自生也。本篇云：中焦亦并胃中，出上焦之后，此所受气者，泌糟粕，蒸津液，化其精微，上注于肺脉，乃化而为血，以奉生身，莫贵于此，故独得行于经隧，命曰营气。又曰：营卫者精气

① 日中而阳陇……分为昼夜：语出《灵枢·营卫生会》。

也，血者神气也，故血之与气，异名同类焉。夫气生血，血生于气，所谓刻刻相随，何常离间？又安有先后其行度哉？本篇所云五十而复大会，又云五十度而复大会于手太阴，盖会于寸口，即手太阴经之太渊穴，又谓之经渠。十二经脉，其先以次第而行，一呼脉再动，行三寸，一吸脉再动，行三寸，至于一万三千五百息，凡行八百一十丈。脉一面行三焦，一面分清浊，生营卫，至八百一十丈足而复会于太渊穴，听手太阴之注而循行。盖行时十二经各以次第，其会时十二经会，而后各分次第以行。如师行然，行时必分次第而行，驻扎时则总团营而宿，是为大会。宿而拔营再行，即脉之会而复各分次第以行，此营卫之确义，而可引喻也。［批］以师行譬气血，足发明营卫。

寸口人迎不得其平主病

寸口居右手寸关之间，故曰寸口，以其为脉气之所会，故又曰脉口，又曰气口。人迎居左手寸关之间，六气之初，足厥阴肝木之所受，故曰人迎。《灵枢·禁服篇》曰：寸口主中，人迎主外，两者相应，俱往俱来，若引绳大小齐等，春夏人迎微大，秋冬寸口微小，如是者曰平人。人迎大一倍于寸口，病在足少阳，一倍而躁，病在手少阳；人迎二倍，病在足太阳，二倍而躁，病在手太阳；人迎三倍，病在足阳明，三倍而躁，病在手阳明。盛则为热，虚则为寒，紧则为痛痹，代则乍甚乍间即下文乍痛乍止。

盛则泻之，虚则补之，紧痛则取之分肉，代则取血络，且饮药，陷下则灸之，不盛不虚，以经取之，名曰经刺经刺，或用针砭，或用灸，或用饮药，止在本经而不求之他经。“刺”解作“取”字义用，非针砭也，取血络即针砭也。人迎四倍者，且大且数，名曰溢阳，溢阳为外格，死不治。寸口大于人迎一倍，病在足厥阴，一倍而躁，病在手心主；寸口二倍，病在足少阴，二倍而躁，病在手少阴；寸口三倍，病在足太阴，三倍而躁，病在手太阴。盛则胀满寒中，食不化，虚则热中出糜本经《师传篇》云：肠中热则出黄如糜，即大便也，少气，溺色变，紧则痛痹，代则乍痛乍止，盛则泻之，虚则补之，紧则先刺而后灸之，代则取血络而后调之，调之即饮药，陷下则徒灸之。陷下者，脉血络①于中，中有着血，血寒，故宜灸之。不盛不虚，以经取之，名曰经刺。寸口四倍者，且大且数，命曰溢阴，溢阴为内关，死不治本篇原文寸口四倍②者，名曰内关，内关者，且大且数，死不治，必是脱误。本经《终③始篇》有云：名曰溢阴，溢阴为内关，内关不通，死不治，可证。本经《终始篇》曰：人迎与太阴脉口俱盛四倍以上，命曰关格。关格者，与之短期。寸口主中，人迎倍之，则中不足，是宜里病，而反表病者，以人迎主风，风因木动，胆阳木，风之所自，故一倍于寸口，其病应在足

---

① 络：据《灵枢·禁服》，疑为“结”。
② 倍：原作“部”，据《灵枢·禁服》改。
③ 终：“终”原作“络”，据《灵枢》篇名改。

少阳胆。阳以从阳，胆之风木煽动三焦之火，故一倍而躁，其病应在手少阳三焦，三焦属火，而又为中渎之府，故二倍于寸口，其病应在足太阳膀胱，以就[1]乎水类也。小肠属火而分水之清浊，故二倍而躁，其病应在手太阳小肠，亦就乎水类也。小肠居胃之下，受盛胃之水谷以分清浊，故三倍于寸口，其病应在足阳明胃。胃之所纳为太阳传送而出，故三倍而躁，其病应在手阳明大肠。其各阳经之脉，虽有盛虚、陷下、紧代、不盛不虚之不同，皆阳实而分轻重者，其证亦如之，［批］阳实阴实，各分轻重，证治同法。故其治法虽有泻补、饮药、灸刺、经刺之不同，皆就其阳实中而分轻重应治者。至于四倍溢阳为外格，格者拒也，拒六阴脉于内而使不得运于外也，岂有独阳而生者哉？故其证为死不治。人迎主外，寸口倍之，则外不足，是宜表病而反里病者，以寸口主气，气之行即风之出路也，气阻于外则风不得行，遂逆转而归于人迎之下，以动阴风之木，故一倍于人迎，其病应在足厥阴肝。阴以从阴，肝之风木煽动包络之火，故一倍而躁，其病应在手厥阴心主包络。包络为心之系，筋膜如丝，与心肺相连，肺之生肾水，以与心交，必包络为之转输，故二倍于人迎，其病应在足少阴肾。肾之长系上通于心，上下水火之路，故二倍而躁，其病应在手少阴心。命门元阳之火为精之

① 就：原字缺，津抄本同，据下“其病应在手太阳小肠，亦就乎水类也”句文例补。

源，脾主精，即为脾之母，然心君居上，以神明生其精，所以脾之主思与心官同用，故寸口三倍，其病应在足太阴脾。脾土之生者金也，故三倍而躁，其病应在手太阴肺。其各阴经之脉，虽有盛虚、紧代、陷下、不盛不虚之不同，皆阴实而分轻重者，其证亦如之，故其治法虽有泻补、刺灸、调之、经刺之不同，皆就其阴实中而分轻重应治者。至于四倍溢阴为内关，关者闭也，闭六阳脉于外而使不得入于内也，岂有独阴而生者哉？故其证为死不治。至于四倍以上为盛而躁，此必人迎与寸口俱盛，则阴阳俱实，阳拒阴而阴闭阳，是为关格并证，不必言不治，但言短期，其死更速也。

寸口人迎如常，营卫次第，阴阳相贯，方为平人，否则见倍躁极于关格

寸口主中，人迎主外，必如营卫脉度之行，先手太阴而后手阳明而后足阳明之例见前营卫各生同会段内，表里阴阳相错而交，此为两者相应，俱往俱来，若引绳大小齐等，喻其平也。平则中和，中和则不盛而躁，不平则盛而躁，阳者单行阳而不交阴，阴者单行阴而不交阳，阴阳不得其所，阳躁而阴亦躁，如男女之怨旷[1]而生事也。若能于一倍杜其端，而审其本末，察其寒热，以验其脏腑之病，而

① 怨旷：怨女旷夫。

用泻补、刺灸、饮药、经刺之法，则一倍而止，不至再倍，否则势必至于格关而后已。［批］阳者自阳，阴者自阴，关格所由，以起其发明五行之各阴阳，可与《参同契》《悟真》参看。阳一倍则阳木发阳风，胆木发风也[①]，一倍而躁，则阳风发阳火，胆木发三焦火也木生火，与下文火生土、土生金俱不言生而言发者，以阴阳交始有生生之理。今独阳独阴不交，则不得谓之生，直谓之发动而已；二倍则阳火与阳水相触，三焦火触膀胱水也，二倍而躁，则阳水与阳火相触，膀胱水触小肠火也；三倍则阳火发阳土，小肠火发胃土也，三倍而躁，则阳土发阳金，胃土发大肠金也。大肠阳明本躁金，加以阳火发之，其阳躁为尤甚，则四倍不旋踵而至，格拒六阴而死于绝阴矣。

阴一倍则阴木发阴风，肝木发风也，一倍而躁，则阴风发阴火，肝木发包络火也；二倍则阴火与阴水相触，包络火触肾水也，二倍而躁，则阴水与阴火相触，肾水触心火也；三倍则阴火发阴土，心火发脾土也，三倍而躁，则阴土发阴金，脾土发肺金也。心生脾土，脾土生肺金，此本正理，然心非小肠受盛化物，则脾壅阏[②]而不通，脾非大肠传送变化，则肺浊薰[③]而不清，此所以表里之不能离，

---

① 也：原字缺，津抄本同，据下“阴一倍则阴木发阴风，肝木发风也”句文例补。

② 壅阏（è 饿）：壅塞。阏，阻塞。

③ 薰：同“熏”。《韩非子·外储说左上》：“为木兰之柜，薰以桂椒，缀以珠玉。”

离则适为患耳。［批］阴阳之必相交者，正以表里之不能离耳。肺金本阴，加以脾土阴中之阴发之，其阴躁为尤甚。阳躁易辨，阴躁难知，阴躁如冰裂而有火，硝石冷而发火是也。三倍而躁，则四倍不旋踵而至，关闭六阳而死于绝阳矣。

《内经》关格两说，其实一理

《灵枢·脉度篇》曰：五脏不和则七窍不通，六腑不和则留为痈。故邪在腑则阳脉不和，阳脉不和则气留之，气留之则阳气盛，阳气太盛则阴脉不利，阴脉不利则血留之，血留之则阴气太盛。阴气太盛，阳气不能营也，故曰关；阳气太盛，则阴气不能营也，故曰格。阴阳俱盛，不得相营，故曰关格。其与本经《禁服篇》所云人迎寸口之不得其平，至于人迎四倍于寸口者为溢阳外格，寸口四倍于人迎者为溢阴内格，及本经《终始篇》曰人迎与太阴脉口俱盛四倍①以上命曰关格，其旨似不同。如《脉度》所云则是阴盛阳盛，同病相因，《禁服篇》所云则是溢阴溢阳，各病相反，然其理则一也。何以言之？阳盛阴盛未分之先，其始皆由于五脏不和，而后阳之七窍不通。阳窍在于面部而为诸阳之首，目二，鼻二孔，耳二，口一，此虽皆属阳窍，而实内应五脏，虽属外窍，而实内应上窍。上窍不通则六腑不和，留为痈者，痈固阳病，实阴之五脏酿

① 倍：原作“部”，据《灵枢·终始》改。

而成之，留为痈。故邪在腑则阳脉不和，阳脉不和则气留之，气留之则阳气盛，故有盛则为热，虚则为寒，紧则为痛痹，代则乍甚乍间，诸阳实脉见于阳证者。至于四倍溢阳，格拒六阴于内，皆气留滞而不通也。气留滞而不通，为火郁则发，发宜发痈，痈发则即以痈治之，其邪再不干腑，岂能复干脏哉？［批］毒发则浅，毒不发则深，不独为格也。惟火郁而不发，蕴其阳邪之毒留痈于内而不出。痈留，则阳气愈留而盛，不寻出路发为痈，而但寻入路格拒六阴，使阴气不得运于外，是以致阴脉不利，阴脉不利则血留滞，故有盛则胀满寒中，食不化，虚则热中出糜，少气，溺色变，紧则痛痹，代则乍痛乍止，诸阴实脉见于阴证者。阴气太盛，阴气必不甘受阳之格拒，而亦关闭绝阳，使阳气不得运于内。盖祸始于五脏之阴，然后六腑之阳夺阴之权而格拒之，至于极盛，阴复反变，夺回其权，阳虽归其权，而亢不可下，以是关格之势必至相仇而并盛。其始也，或人迎倍于寸口而为阳盛，或寸口倍于人迎而为阴盛，其究[①]也，人迎寸口俱盛而为阴阳俱盛，则所谓阴盛阳盛同病相因者正由于各病相反，而溢阴溢阳各病相反者正是同病相因，其理非一而何？

① 究：终。

《难经》言外关内格，内关外格，因于寸阳尺阴，不以人迎寸口为准，其旨与《内经》不同，其言关格者异也

《难经·三难》曰：关之前者，阳之动也，脉当九分而浮，过者法曰太过，减者法曰不及，遂上鱼[1]为溢，为外关内格，此阴乘之脉也；关以后者，阴之动也，脉当一寸而沉，过者法曰太过，减者法曰不及，遂入尺为覆，为内关外格，此阳乘之脉也。阴脉乘阳，阳外闭而不下，阴从内出以格拒之，为外关内格；阳脉乘阴，阴内闭而不上，阳从外入以格拒之，为内关外格。夫阳外闭而不下，阴内闭而不上，似乎阳守阳位，阴守阴位，可相安于无事。然而阴阳本当相交，今阳外闭而不下，是不与阴交，阴所以内出格拒之，遂上鱼为溢也，阴内闭而不上，是不与阳交，阳所以外入格拒之。阴阳何以谓之交也？阳脉关前之寸度九分，阳宜浮，浮脉宜满于九分之内，此阳位也，太过则浮出于九分之外，不及则浮不能足乎九分之内；阴脉关后之尺度一寸，阴宜沉，沉脉宜满于一寸之内，此阴位也，太过则沉出于一寸之外，不及则沉不能足乎一寸之内。浮沉之太过不及，即以本位之阳寸当满九分、阴寸当满一寸而言。本经文自明，非谓呼吸至数之多少，亦非谓轻重取之以验其大小强弱虚实之类也。夫阴阳

① 鱼：鱼际。

之交者，总贵得中。［批］印中脉。今浮者阳，沉者阴，各有太过不及，则即不交矣。此以不出位为得中，以不出位得中为交，［批］申印中脉。非阳脉下于尺阴、尺脉上于寸阳为交也。若阳脉下于尺阴，则是入尺为覆矣；阴脉上于寸阳，则是上鱼为溢矣。盖中者土也，坤艮皆属土，胃之中乃和，以其和，气克足而满乎位，［批］印中和。无太过不及，即艮之思不出其位也。艮虽位不居中而居于寅，则生气之始即为中和之原，［批］申印中和。百脉之朝于寅肺，即归于艮，此不出位之微旨也。外关内格，其为病外热而液汗不通，内寒而胸满吐食；内关外格，其为病内热而大小便闭，外寒而手足厥冷。势必至阴阳易位，合而为病，是为关格，与《内经》所云关格不同。《难经》以阴阳相乘，有合乎关格二字之义，取而用之。此关格治法，先投辛香通窍下降之药以治其上，次用下泄苦寒之药以通二便。凡治病，以开路为治标为急着，［批］治病要诀，不独关格当如此。此证尤其显然者也。《三十七难》所云关格，与所引《内经》之言关格同。

风为百病之始，实为生之本

风为百病之始，《内经》凡数见，故五邪皆属风，十二经皆有受风。盖每岁之主气起于初气厥阴木，木为肝之属，肝者干也，即榦也，其在天干则首甲乙。肝之上为人迎，人迎者，人受生之气从此而迎入也。生气从此迎入，则百病皆从生之本而感受之，是以百病皆由于伤寒，其实非风之咎也。《灵枢·五变篇》曰：夫天之生风者，非以私百姓也，其行公平正直，犯者得之，避者得无殆，非求人而人自犯之。故本经《九宫八风篇》虽有大弱风、谋风、刚风、折风、大刚风、凶风、婴儿风、弱风之名，不合公平正直之旨，其实皆因物之感受而立名，非风之自合如此名也。即六气之化，皆因民病有热、湿、火、燥、寒五气之化而传之，风化之客气皆五者累之耳。若以五者之受化而言，皆谓之风化可也。盖天之生风非以私百姓，热、湿、火、燥、寒皆地气之变，非天之生风，故六气皆从地支化也。其以风木编于巳亥者，巳亥为子午之交，阴阳生死之路，十二时中绝续之际，六十年中推移之会，其所以神其用者皆风也。地气不能无湿、热、火、燥、寒，故天以风化统之，而寄于亥之天门，其对为巳也。夫非以私百姓，正所以公百姓，其行公平正直，故人之生也直，而其形类木。木以其根本能受土气之中和，而后乃可以枝枝之端发而为叶为花为果。人之根本在脐肾，受胃气之中和，而后四肢十指之端生十二经脉，亦如木之生然。［批］印后尺脉为根，印前胃脉中和。木之受生，皆风贯之，上自枝以通干，自干以通根，下自根以通干，自干以通枝。天气下降，地气上腾，春气也。春为木之主，推而言之，四序之木皆有天气下降，地气上腾，而后始得生，所谓四序皆禀令于春，四德皆统会于元也，人一身而备四时之气者此也。枝干之质实，而其气乃虚，非虚不能受风而生也。枝干之枯，其质则虚，其气乃实，实者塞枯而不通润，是以不能受风之生气而自死，非风之害之也。惟不能受生气，而风之所过不能免于害之实，并风亦不能辞于害之名矣。人身根本不摇动，则四肢所受之风上下相贯，行于经络营卫而为生气。若根本摇动，则受害于风，犹之木病也。木有时一枝偏枯，此亦根本之气与此偏枯之枝偶不能相贯致之，不至伤全树之生，犹人之内偶一处受病，或外之四肢偶有痿痹疮疡之属，亦不至伤身命也。但木之病损一枝，折而去之，不为大害，人之病损一处，则断断不可，外则残病，内则传经络脏腑，身命沦亡，是以贵急调治之也。

阴阳手足各五经

心、肝、脾、肺、肾五脏，手厥阴包络寄焉，则脏为六矣；小肠、胆、膀胱、大肠、胃、三焦为六腑，三焦亦寄也，则腑实五也。《灵枢·经脉篇》曰：心主手厥阴心包络之脉，起于胸中，出属心包络，下膈，历络三焦。又云：三焦散络心包，下膈，循属三焦。此手厥阴与三焦为表里也。其部在右尺，右尺之表里俱寄者何也？盖两尺者两肾也，命门脉穴在两肾中间，前对脐轮①。其以右肾诊

① 脐轮：印度瑜伽术及藏传佛教有“三脉七轮”说。三脉中有“中脉”，中脉贯穿体中，上有“七轮”，其中“脐轮”在腹部中央肚脐部位，梵文名 Nabhi Chakra。

命门者，以两肾一水一火，而火为右肾，即命门之所寄耳。三焦者，大气积于胸中为上焦，所谓宗气流于海者是也，即任脉经膻中穴，又名上气海。脐上四寸曰中脘穴，为中焦。脐下一寸曰阴交穴，为下焦。上焦降于中焦，中焦降之下焦，下焦升于中焦，中焦又升之上焦，犹天气下降，地气上行之象也。下焦在命门之下，其升而上乎中者，必由命门之路。营出于中焦，卫出于下焦，营血之生皆本于营气之化。营气者，卫气之所生也，则皆本于下焦矣，以下焦能取命门元阳之真气而升乎中也。中焦在包络之下，胃之中脘，下于上焦，胃受水谷，中焦化其精微，以升上焦而归宗气。上焦为阳，下焦为阴，中焦升降之间，为半阳半阴。心包络历络三焦者，以其与中焦为升降也。三焦虽为决渎之官，水道出焉，其所以运化之者火也，火与类聚，故与包络命门为表里。包络与中焦为升降，中焦为半阴半阳，则心包络为半表半里，是以为阴经而有阳络之号。心包络之脉何以与命门分别诊候？命门火旺，则包络接引心之火而旺；命门火衰，则包络不能接引心火而衰。命门者肾也，其脉当得沉石。若其洪大，则为心包络之脉见矣；洪大而实数，则与心包络俱实火；洪大而虚迟之类，则与心包络俱虚火。若见虚微迟小之类，则命门真火衰，其见于心脉，亦必相印也，则并用补心。倘心脉独洪大而实数，不与命门脉印，此总断之真火不足，则火不归根而炎上，仍以补命门之法调之而不可补心，不补心而补命门，则包络共受其补，必引心火归根而不炎上。三焦与包络为表里，则即与命门为表里。若表里两俱盛，清三焦之火，兼清命门之火；若表盛里不盛，里盛表不盛，从其盛而清之，衰而补之。诊三焦之法：若上焦有火，见于两尺；三焦俱有火，则独取右尺之本位诊之；中焦有火，见于两关；下焦有火，见于两尺。盖三焦为膻中、中脘、阴气三穴之空处，其散则各以部见，其撮合则聚于右尺之本位也。三焦、包络俱寄于右尺，寄则有名之虚而无名之实，故脏腑俱各五也。诸部各二经，右尺独得三经者，人之生也从土气，则从地气，地不满东南，故东南方阳，而人左手足不如右强，其见之风土，则东南风气柔弱，西北风气刚劲。就通身论之，头以上为阳，头以下为阴，是手并为阴，左阳而右阴，右手为阴中之阴；以手与足论之，则手为阳，足为阴，右手为阴中之阳矣，寸为阳，尺为阴，右尺为阴中之阴矣。阴中之阴，阴极而生阳，故其地为乾卦，邵子[①]以乾为少刚者是也，此所以三脉俱寄于右尺也。三者，阳之体也，三脉皆属火，乾之纯阳也，火德三气即于三脉征之。阳，九也，乾不终亢[②]而用九，故皆寄位也。人秉土气而生，资生于坤，而实资始于乾也，此所以命门与脐轮相通，为人之根蒂而其脉寄右

---

① 邵子：即邵雍，北宋人，字尧夫，精究易学，著有《观物篇》《先天图》《皇极经世书》等。

② 亢：穷尽其极。《周易·乾卦》："上九，亢龙有悔。"

尺也。腑六者，秉坤气而生，则必用六以应乾之用九。六亦五也，地支之二六即天干之二五也，律吕[1]之二六即声音之二五也。六亦五，则五亦六，是以五脏分二肾为六也，所以合腑之十二以应支以应律也，其实阴阳不过各五经而已。六阴六阳命门为十三经，今以包络、三焦为寄，并以命门为寄者，以命门本肾，古人亦未另算一经也，明此者可以辨三焦之理，可以得水火之理。所谓各五经者，非言其当除也，言其理而已。

① 律吕：中国古代律制在一个八度之内分为十二个不完全相等的半音，按音高依次为黄钟、大吕、太簇、夹钟、古洗、仲吕、蕤宾、林钟、夷则、南吕、无射、应钟，其中奇数各律称“律”，偶数各律称“吕”。

卷二

《内经》《难经》九候部位不同，独浮中沉与七诊法合

［批］发明九候部位两经不同，真鉴开千古心胸，非徒著述之美。

《素问·三部九候篇》云：有下部，有中部，有上部，各有三候。三候者，有天有地有人也，必指而导之，乃以为真。上部天，两额之动脉；上部地，两颊之动脉；上部人，耳前之动脉。中部天，手太阴也；中部地，手阳明也；中部人，手少阴也。下部天，足厥阴也；下部地，足少阴也；下部人，足太阴也。故下部之天以候肝，地以候肾，人以候脾胃之气；中部之天以候肺，地以候胸中之气，人以候心；上部之天以候头角之气，地以候口齿之气，人以候耳目之气。《十八难》曰：三部者，寸关尺也；九候者，浮中沉也。上部法天，主胸以上至头之有疾也；中部法人，主膈下至脐之有疾也；尺为下部，法而应乎地[1]，主脐下至足之有疾也。《内经》以三部各有天地人，三而三之为九候，上中下不定乎寸部之位，与《难经》之寸为上、中为关、下为尺不同。上部俱定于头面。两额之动脉，即下文天以候头角之气，此脉在额两旁瞳子髎音寥，

---

① 尺为……应乎地：《难经·十八难》作“下部法地”四字。

骨空处、听会等处，动应于指。两颊之动脉，即下文地以候口齿之气，此脉在鼻孔下两旁，近于巨髎①之分，动应于指，是则面部不独色诊，且脉诊矣。［批］面部脉诊，问世有几人知否。脉诊则仍用七诊，以浮中沉切循之，可以知头面之详矣。中部之三候，俱于寸诊。其地候胸中之气，则气口也，本经《经脉篇》所谓行气于腑，即膻中上气海穴也。下部之天候于关之肝，地候于尺之肾，人候于脾胃之气。三部之候，天位乎上，人位乎中，地位乎下，独下部人候反在天之上者，天气下降，接乎地之阴气，此地中之天，人高乎地，即高乎地中之天矣。三部以头候头之属，以手候脏腑之属，不及脐以下至足者，以足之四经，肾主骨，肝主筋，脾主四肢，胃主宗筋，与肾相连，并筋骨主之矣，是则手候脏腑之属，足亦候脏腑之属，并及脐以下至足，以诸脉皆系于手足诸经。

足之脉实在于手，不可泥头候头之属，遂泥当以手候手之属，足候足之属也。乃本篇之后复申言之，云以左手足上去踝五寸按之，庶右手足当踝而弹之②，其应过五寸以上以左手足上至当踝而弹之，旧解以其左手上去踝五寸即太渊穴，左足上去踝五寸即漏谷之下，两处按其脉，则于右手右足当踝而弹之，若按右手右足之脉，则于左手左足弹之，使左右相应。愚谓弹左

---

① 髎：原作“醪”，据文义改。

② 以左手……而弹之：敦煌抄本《素问》作：“以左手去足内踝之五寸，指微案（按）之，以右手指当踝上微而弹之。”“右手”下无“足”字，则以下注文之疑可解。

手左足之当踝，而应右手右足之按处，弹右手右足之当踝，而应左手左足之按处，断无是理。或“庶右手足”四字不在“五寸按之”之下，而在“五寸以上”之下，文宜右手足如之。推按本手足上去踝五寸，而取本手足当踝而弹之，方有应。然本文所云其应过五寸以上，语已简明，未尝及左右相应也。经文多错简，而此篇尤甚，即王启玄、滑伯仁俱未深①考。**蠕蠕然者不病，其应疾中手浑浑然者病，中手徐徐然者病**蠕蠕，虫之微微软动，状中和也；浑浑，当作混混不清；徐徐，太缓而不应手。字义宜活看，不然浑浑、徐徐竟与蠕蠕无别，似中和胃气之脉矣，**其应上不能至五寸，弹之不应者死。**［批］刺法有左病取之右，右病取之左，谓之缪刺，诊法则断无是理。辨经文错简处，至精至确。**手踝之上，手太阴肺经脉也，应于中部，去踝五寸，手之踝骨在下，而从内廉至太渊穴计有五寸；足踝之上，足太阴脾经脉也，应于下部，去内踝骨之上五寸，乃三阴交之上漏谷之下也，盖漏谷去踝六寸也。则中部之三候，举一手太阴而可概其余，手太阴者百脉之所会，大中之中，故应中部；下部之三候，举一足太阴而可概其余，足太阴者阴土也，阴与土其气俱下，故应下部。按而弹手足踝者，所以尽两太阴脉之量，周悉无遗也。诸脉独于两太阴加意者，太阴属坤，坤为胃气，手太阴之中部天而即统乎中部之地与人，贵天之中也，是太阴之下部人而即统乎下部之天与地，贵人之中**

① 深：原作“湥”，据文义改。

也。[批]印胃气中脉。天人之际得中，而地道自宁，不必揭[1]地之中，且以知天人之中即胃之中即地之中也。《内经》之旨精奥，非神圣不能穷其理，故扁鹊以寸关尺定上中下，以天人地配上中下为三部，以浮中沉三而三之为九候，使中智之士皆可考而得之。其言浮中沉，仿佛《内经》七诊之意。上智之士遵《内经》之九候，如七诊之独小、独大、独疾、独迟、独热、独寒、独陷下，必用浮中沉切之，乃得其微。本篇云切循其脉，视其经络浮沉，以上下逆从循之，可印矣。

死脉决期，以气口为确据

朱丹溪曰：昔轩辕使伶伦[2]截嶰谷[3]之竹作黄钟律管[4]，以候天地之节气；使岐伯取气口作脉法，以候人之动气。故黄钟之数九分，气口之数亦九分，律管具而寸之数始形，故脉之动也，阳得九分，阴得一寸，吻合于黄钟。黄钟者，气之先兆，故能测天地之节候；气口者，脉之要会，故能知人命之死生[5]。《内经》言气口、人迎者数见，而气口更详。《素问·平人气象论》曰：欲知寸口太过不及。寸口之脉中手短者，头痛；寸口脉中手长者，足胫痛；寸口脉中手促上击者，肩背痛。寸口脉沉而坚者，

① 揭：明示。
② 伶伦：传说为黄帝时代乐官，发明律吕，并据以制乐。
③ 嶰（xiè 谢）谷：昆仑山北谷。也作“解谷”。
④ 黄钟律管：一种用于确定音高的工具。
⑤ 朱丹溪……死生：语出《诊家正眼》卷一。

病在中；寸口脉浮而盛者，病在外。寸口脉沉而弱，寒热及疝瘕，少腹痛；寸口脉沉而横，胁下有积，腹中有横积痛；寸口脉沉而喘，寒热。脉盛滑坚者，病在外；脉小实而坚者，病在内。脉小弱以涩，谓之久病；脉滑浮而疾，谓之新病。脉急者，疝瘕，少腹痛；脉滑，风；脉涩，痹；缓而滑，热中；盛而紧，胀。《经脉别论》曰：食气入胃，散精于肝，淫气于筋。食气入胃，浊气归心，淫精于脉。脉气流经，经气归于肺，肺朝百脉，输精于皮毛，毛脉合精，行气于腑，腑精神明，留于四脏，气归于权衡，权衡以平，气口成寸，以决死生。饮入于胃，游溢精气，上输于脾，脾气散精，上归于肺，通调水道，下输膀胱，水精四布，五经并行，合于四时五脏阴阳，揆度①以为常也。权衡者即为食饮之平，人之受命有生后，延此气者饮食。饮食之养人，在于气之运化，故气之名不一。即此节次第举之，曰食气、淫气、浊气、脉气、经气、精气、脾气。食入于胃，精气散于肝，归于心，而会于肺；饮入于胃者，输于脾，归于肺，而下行于膀胱。盖饮食皆入于胃，中焦并胃中，出上焦之后，营气之所从出，即大气宗气，为膻中府，为上气海。所谓行气于腑，腑精神明者是也。中焦升降乎上下两焦，相合而注于肺，故肺之气口即肺胃之间气府之口也。气府之权衡，应与气口为准。气口中手之脉与见证者，其太过不及，皆气府饮食之气使然。《调经篇》云：因饮食劳倦，损伤脾胃，始受热中，

---

① 揆（kuí 葵）度：度量。

末受寒中[1]。盖寒热虚实，皆本于饮食之失节，则入胃不能布散淫泆[2]而清浊不别，清浊不别则营卫乱序，气口为营卫百脉之所归，故见于气口者皆病脉矣。病脉不能枚举，姑举其上下表里气血虚实，以征太过不及，余可以类推也。通气口能尽十二经之脉证，其证重者垂死，则不必言证之见于何种与脉之见于何类，但以脉动决其死期。一动而散，一日之期；二动而散，二日之期；五动而散，其期皆应，六七已上，则可宽二日；至于十动而散，其期应一年，盖以月代日之期也。［批］决死之诊，《内经》言之屡矣，叔和之形容绝脉皆本之，不如此以动散为捷谈。虽云五十不止身无病，其止必自然和缓，乃为无恙，若见散代者，亦可以决五年之期。散者非止也，《难经》曰散脉独见则危[3]，涣散不收，［批］《难经》言散脉可证。盖为气血俱虚根本脱离之脉，况见于数动之应少乎？散必与代见，代者脉动而中止，不能自还，因而复动，其动者必涣散不收是也。王叔和曰代散者死[4]。［批］叔和言散脉可证。生泄及便脓血[5]，则脾胃之败，饮食之不能纳化也。孙真人曰：万病横生，年命横夭，多由饮食。饮食之患，过于声色。声色可绝之逾

---

① 调经……寒中：语出《内经知要》卷下。

② 淫泆：浸淫周遍。

③ 难经曰散脉独见则危：语出《痎火点雪》卷三。

④ 代散者死：语本《脉经》卷四。

⑤ 生泄及便脓血：按《中藏经》卷上有“小肠实则伤热，热则口生疮，虚则生寒，寒则泄脓血”语，则“生泄及便脓血”当是“虚则生寒，寒则泄脓血”之义。

年，饮食不可废于一日，为益既广，为患亦深。且滋味百品，或气势相伐，触其禁忌，更成沉毒，缓者积年而成病，急者灾患当卒至也[①]。饮食一日不可废，利害系之。其利也，饮食之气运化营卫，行百脉以朝于寸口；其害也，饮食之气留滞生变，未甚则尚行百脉以朝于寸口，而见太过不及之类，甚则并，不能行百脉以朝于寸口，故一动二动，以次应少而散也。夫一动二动，虽期近应少，灾患卒至，然沉毒蕴久，至诊脉乃觉察耳，非与中鸩毒者比。

气口关系重于人迎之故

脉者水也，气血皆水之行也。太渊、经渠以名气口者，从水之旨也。饮食者，饮固因水，食亦水□[②]变化成之。经所谓水精四布，五经并行[③]，合于四时五脏阴阳，揆度以为常，并言饮食皆为水精，而总结上文通节之意也通节引见前篇。食气入胃，先散精于肝。水之精生子，即赖子之力以运行之。胃主纳而脾主化，所以化者，实肝风之无微不入也。［批］印风为生之本。饮入于胃，先上输于脾，以就化而散精，饮养阳气，食养阴气，饮必会于脾，此阴

① 万病……卒至也：语本《摄养枕中方·自慎》。
② □：原字缺，津抄本同，疑为“精”。
③ 行：原脱，据《素问·经脉别论》补。

阳之交而成气也。[批] 印阴阳之交。风水涣①，涣者散也，散精而浸淫、流输、游溢、通调、四布诸类是也。水风井②，井养而不穷③，即四时阴阳之常也。盖饮食之入胃，肝木之风迎入以运化，故曰人迎。迎入而饮食之气尽归于三焦，三焦者先起于中焦，升降乎上下二焦也。张洁古④解上焦如雾，中焦如沤，下焦如渎，云雾不利而为喘满，沤不利而为留饮，渎不利而为肿胀⑤。此三焦为决渎之官，秦越人所谓水谷之道路，气之所终始也。人迎寸口之脉引绳平等，其饮食之入与风之运行分量相因，如受得几多饮食，恰好迎入几多风以运化。风非外来之风，吾身自然呼吸之风也。若饮食不及呼吸之风，其权不能由已以行，遂有外至之贼邪者乘之，虽曰伤风寒伤风、伤寒迥不同，此处因言与伤食之异，故举风寒总言之。详解后篇，其实饮食之量不能与风相称，故感风而入也。如饮食太过呼吸之风，其权亦不能由已以行，遂使清浊不能别，糟粕留滞以为祟，此为伤食。人迎大于气口为伤风寒者，虽治人迎之太过，必准于气口之不及以为治，用表药汗解后，即当徐议温里之法，盖原因饮食之不及，故培补之以与人迎平，此气归于

① 风水涣：《周易》六十四卦有“涣卦”，巽（风）上坎（水）下，属下下卦。

② 水风井：《周易》六十四卦有“井卦”，坎（水）上巽（风）下。

③ 井养而不穷：典出《周易·井卦·彖传》。

④ 张洁古：即张元素，金代医家，字洁古，易州（今属河北）人，著有《珍珠囊》《医学启源》等。

⑤ 雾不利……肿胀：语本《此事难知》卷下。

权衡之旨也。气口大于人迎为伤食者，必准于人迎之不及以为治，用里药吐下清利以解后，即当议温补。［批］治人迎准气口，治气口准人迎，皆以气口为准也，醒甚。本经《五常政大论》曰：大毒治病，十去其六；常毒治病，十去其七；小毒治病，十去其八；无毒治病，十去其九。谷肉果菜，食养尽之，无使过之，伤其正也。故饮食为养人之本也，是治表之法简而治里之法繁，可以通气口关系重于人迎之故矣。本经《通评虚实论》曰：邪气实则盛，精气夺则虚。邪气者风寒暑湿燥火，精气即正气，乃饮食所化之精微。实则盛者，为邪气方张，脉证皆实，实者泻之，或取本经，或泻其子，汗、吐、下、清、利皆是也泻之义统通宣而言，非十剂之名类也；夺则虚者，或内伤精血枯损，或治邪气用汗、吐、下、清、利诸法太过，脉证皆虚，虚者补之，或取本经，或补其母，饮食、药饵、温热皆是也。治实有巧法，亦有速法，治虚无巧法，亦无速□[1]。□[2]气口者，正以人病之虚居多，皆由精气夺之故，以精气皆由饮食之故也，以饮食之太过不及皆准于此也。气口见死脉，数应少动而即散者，精气夺之极耳。

---

① □：原字缺，津抄本同，当作“法”。
② □：原字缺，津抄本同，疑为“重”。

脉不满五十动而一止，为肾气先尽，故尺脉为根，以五脏各候一动者谬

［批］此理甚明，而从来明医者未辨，何也？

脉以五十动而不一止者为平。五脏之气，准河图[①]大衍[②]，每脏各合二五成十，为生成之数。初之十动为肺，二之十动为心，三之十动为脾，四之十动为肝，五之十动为肾。呼阳属肺心，吸阴属肝肾，呼吸之间属脾，各因其上中下之位也。若不满五十动而一止，是肾气先尽矣；若不满四十动而一止，是肝气继尽矣。以此次第推之，脾肺心三脏皆然。有肾气尽而四脏存者，未有四脏尽而肾气存之理，此尺脉所以为根也。《十一难》曰：经言脉不满五十动而一止，一脏无气者，何藏也？然。人吸者随阴入，呼者因阳出。今吸不能至肾，至肝而还，故知一脏无气者，肾气先尽也。每脏各十动之义，较[③]若列眉[④]矣。乃诸家解者相沿，谓五动者一肺二心三脾四肝五肾，一息五动则遍周五脏，何其谬也。审如是，则不妨一息之外便止而五脏无病矣，何以必五十动数之足也？又审如是，则不满

---

① 河图：古书载上古时黄河孟津有龙马披图而出，伏羲获之而画八卦，称“河图”。

② 大衍：古称五十为“大衍之数”。

③ 较：明显。《广雅·释诂四》：“较，明也。”王念孙疏证：“较之言皎皎也。”

④ 列眉：两眉对列，喻真切。

五动者单为肾绝，余四脏无病乎？不满四动者单为肝绝，余三脏无病乎？据彼之说，以每一息周五脏，假如至二息第三动而止，亦为脾脏无气，然一息之第三动未止，脾脏气已周矣，岂得指为无气乎？又假以四十三动而止，亦为脾脏无气，然脾之逢三逢八者屡见矣，又岂得指为无气乎？且数息于动间，应指至速，但于每脏记十则确然不爽，若于中间之动止记所属脏，差少一动，则属别脏如脾本位三，误以三为二则心属，误以三为四则肝属，且误以三为一有之，误以三为五有之，诊者专心静气，精神既在切脉之浮沉迟数之类，又记五十动数，岂更暇①及一脏一动？总之无是理，因穷极谬解者之非。而况一动应一脏，本经了然，实无此说也即遍考之《内经》，已无此说，近代名流如李濒湖亦不免此附和。夫所谓一肺二心三脾四肝五肾者，若曰人之脉一息五至者，其理何居？以其合乎五脏故耳。谬解者以辞害意，且妄为之立图，以一六各②五皆列于肺，二七各五皆列于心，三四③各五皆列于脾，四九各五皆列于肝，五十各五皆列于肾，支吾乖错，可发轩渠④谬解者以一动肺，二动心，三动脾，四动肝，五动肾，挨次轮转。六又为肺，七又为心，以至五十，故曰一六各五皆列于肺，二七各五皆列于心之例也。夫人之所受生者，赖呼吸之气耳。呼吸之气无刻不交，皆天枢之转旋。［批］天枢之

---

① 暇：原作“服”，据文义改。

② 各：义同“隔”。

③ 三四：当作“三八”。

④ 轩渠：笑貌。

说，从来未阐发，嶷著有《天枢奥论》。《素问·六微旨大论》①曰：上下之位，气交之中，人之居也。故曰天枢之上，天气主之；天②枢之下，地气主之；气交之分，人气从之本经文所云者，天气司天，地气在泉，则人气当是左右四间之推移升降为气交。即在人身呼吸验之，呼阳天气，吸阴地气，所以司呼吸者脾，半阴半阳，故曰气交。脾在胃之中脘，其空处即中焦。脾运中焦之气以腐化水谷，人气能升降天地之气以受生，即脾气之升降四脏之气以受生，一而二，二而一，非喻也。人身合五运六气，其理甚奥，而以呼吸统之，甚简也。脾上接于肺心之呼，下接于肝肾之吸，故为呼吸之间，即中焦之升降乎。上下两焦，一而二，二而一，非喻也。盖心肺在上焦，肝肾在下焦，脾在中焦耳。天枢穴在脐之两旁系足阳明胃经穴名，在脐旁二寸，当上下之中，以接阴阳呼吸之气，而呼吸之转窍则始于天枢。脐之两旁即肾堂，肾为北方，天枢即北辰北极之义，北而名中者，非中也，中之根也，故北极即中星也。［批］印中。中之根在肾，为斗柄；中之中在脾，为斗口；中之上在心，为斗标。肝近于柄侧，肺出于标外，为华盖，肾与心对，则子午之符也。五十动内而止则中之根绝，中之根绝则胃气绝。胃之宗筋与肾相连而中气相通，扶脾以运化者也。［批］印胃气。此皆于气口候之。然上部无脉，下部有脉，此为脉有根本，人有元气，故知不死。又不必于气口候之而于尺候之，此则气口

---

① 素问六微旨大论："旨大"二字原倒，据《素问》篇名乙正。

② 天："天"原作"大"，据津抄本及《素问·六微旨大论》改。

宁无而不可数动而止与见代散之脉。气口全无，尺部有者，诸气之根皆归于肾，故力量不能至寸，非寸绝脉也。上部有脉，下部无脉，其人当吐不吐者死，以验有邪实与否也。若有邪实在上，生气不得通达，故当自吐其邪而升其气，为邪实阻闭脉道，使下部不能通上部，非下部之真无脉也。若无邪实，自应不吐，则下部之真无脉矣，根绝而死，夫复何疑？非不吐之过也。且肾脉已绝气，亦必无五十动而止之平脉。此屡验确然之理也。

至脉从下上，损脉从上下，病本皆由于肾，征尺脉为根

一呼再至，一吸再至，为常，阴阳之平也。至则加之而属阳，损则减之而属阴。《十四难》曰：脉有损至，何谓也？然。至之脉，一呼再至曰平，三至曰离经，四至曰夺精，五至曰死，六至曰命绝，此至之脉也。何谓损？一呼一至曰离经，二呼一至曰夺精，三呼一至曰死，四呼一至曰命绝，此损之脉也。至脉从下上，损脉从上下也至者过至，损者不及至，恐互混，故分不及者为损。不言息而言呼者，中有一三五之单数，以便单举也，是以并不言吸，只以气之出入定损至耳。阳初胜阴，阴初胜阳，为离其常经。阳胜于阴，则夺去阴之精；阴胜于阳，则夺去阳之精。阳胜阴亡，阴胜阳亡，则精夺尽而死。死矣，复曰命绝者，盖有二息始得一至，为阴亢极之脉，一息十二至，为阳亢极之脉故也。二

息一至，阴亢极则穷于阳矣，一者阳奇之始数，阴不能得阳，将并一而绝也；一息十二至，阳亢极则穷于阴矣，十二者阴偶之终数，阳不能得阴，将并十二而绝也并一而绝，并十二而绝，言命绝后无脉也。

本篇云：损脉之为病奈何？然。一损损于皮毛①，皮聚而毛落；二损损于血脉，血脉虚少，不能荣于五脏六腑也；三损损于肌肉，肌肉消瘦，饮食不能为肌肤；四损损于筋，筋缓不能自收持；五损损于骨，骨痿不能起于床。反此者，至于收病也反此者自下而上，收病即皮聚毛落。聚落，收拾之义，言自骨痿以至于聚落也。从上下者，骨痿不能起于床者死；从下上者，皮聚而毛落者死。从上下者，肺心脾肝肾以次而损；从下上者，肾肝脾心肺以次而损。此病证之应，其根本之摇则自肾始，何也？此内伤之病，非外感之证也。若外感之证，则自皮毛而传于经络，以至骨节疼痛。内伤之病，虽云一损于皮毛，究其源，因肾之不足而不能荣筋，以致筋之不足不能荣肌肉，肌肉之不足不能荣血脉，血脉之不足不能荣皮毛，而后皮聚毛落，血脉虚少，肌肉消瘦，筋缓不能收持，极于骨痿不能起床也。譬之木然，肾根本也，肝干枝也，脾所以长大也，心所以润泽也，肺则树皮而叶毛也。树之皮裂卷而不舒，叶落而不留，枝干枯槁②，至于根腐败，其始则起于根无气，不能

① 皮毛：原脱，据《难经·十四难》补。
② 槁：干枯。《说苑·建本》："弃其本者，荣华槁矣。"

荣枝干以及于皮叶也。以其阴极而无阳，阳上也，从上而至下，从其阳不足者先损；若阳极而无阴，阴下也，从下而至上，从其阴不足者先损。故损，损也，至，亦损也，阴极阳极，皆受病下不足也。［批］诸病不论见上见下，皆系肾不足。知此理，不可妄施苦寒，以损真元。盖阳虽上而元阳之气在下，在上者元阳之发而起耳。元阳者，两肾中间一点明，命门也，此尺之所以为根也。元阳之本气绝，则诸标皆应之。肺为标之标，故自肺始。肺以刚气之生，故为金。其刚气之能生者，清肃而冲和，则土之精华也，故肺位居艮，而与脾土同太阴之义。元阳无火，则不能生土之精华而损矣。《素问·阴阳离合论》[①] 曰：阴争于内，阳扰于外，魄汗未藏，四逆而起，起则薰肺，使人喘鸣。阴之所生，和本曰和，是故刚与刚，阳气破散，阴气乃消亡，淖则刚柔不和淖，音闹，泥也，糊涂混杂之义，经气乃绝。夫阴主内，阳主外，争扰则营卫不和。肺藏魄，魄不宁则不守舍，妄行外泄而出汗。鼻阴，汗亦阴也，以此四脏不和之气皆逆而起于肺旧解四肢厥逆而起，夫四肢厥逆何以□[②]肺？于理为谬。原夫呼吸之气，自肺传心，共成呼，心传脾，脾转运之于肝，肝传肾，共成吸，脾复转运之于心肺而成呼。肺主气，故气管居肺上，以司呼吸之门，顺行于四脏。今以不和，则四脏逆起而薰之，使之喘鸣。殊不知阴

---

① 素问阴阳离合论：应为《素问·阴阳别论》。
② □：原字缺，津抄本同，疑为“逆”。

之所生，和则曰和，不和则争扰而为刚。刚与刚，非尽说阳也，阳亢阴亢皆刚也。阴亢极，则阳气不能胜阴而从此破散，自皮聚毛落以致于骨痿，皆破散之象；阳亢极，则阴气不能胜阳而从此消亡，则自骨痿以至于皮聚毛落，皆消亡之象。阴阳糊涂混杂，刚柔不和，诸经之气以渐而绝，［批］五劳六极七伤终必以肺经受病，理尽于此二语。大要皆肾气之无根而应于肺。火阳不足则不归原，妄炎上而克金；水阴不足则无以养，窃母气而损金。治损之法，虽曰损其肺者益其气，损其心者调其营卫，损其脾者调其饮食，适其寒温，损其肝者缓其中，损其肾者益其精，各就本经以治，然仍当用补母泻子较虚实之本为法。可治者，觉察其离经治之最早，至于夺精犹可，若待死脉之见，虽卢扁①复生，弗能下手，彼已定死与命绝之案。

脉有单切，有兼切，有兼中之单切，有单中之兼切

［批］诊法分别，精如剥笋。

切法三候，用举按寻三法。轻手循之曰举，取浮；重手取之曰按，取沉；不轻不重，委曲求之，曰寻，取中。此三候各有兼切，有单切，有兼中之单切，有单中之兼切。兼切者，三法俱用，如数、紧、弦、实、迟、缓、细、长、短、动、促、结、涩、代之属兼用浮中沉取，洪、芤兼浮中而取，弱兼中沉而取浮而有力为洪，则浮取，洪

① 卢扁：即扁鹊。扁鹊家于卢国，故名。

为重按少衰，则中取。芤，浮大而耎，则浮取，按之中央空，两边实，状似慈葱①，指下成窟，则中取。故二脉兼浮中而取也。弱主沉分，轻取不可见，中取则可见矣，故兼中沉而取也；**单切者，各用一法，如浮、虚、濡、微、革之属单用浮取，沉、伏、牢之属单用沉取**浮固浮也，浮而无力为虚，浮而细且软为濡，浮而极细极软似有似无为微。革与牢皆大而弦，革则浮取而得，牢则沉取而得。沉脉行于筋间，重按即见，不可泥沉为肾，肾主骨，必按至骨乃见。若伏脉行于骨间，重按不见，必推筋至骨乃见。**兼中之单切者，《四难》曰：心肺俱浮，何以别之？然。浮而大散者心也，浮而短涩者肺也。肝肾俱沉，何以别之？然。牢而长者肝也，按之濡，举指来实者，肾也**浮而大散，浮而短涩，牢而长，濡而实，皆有和缓胃气，形容各部本脉大略如斯耳。若执着如斯，俱是病脉之见，非本脉矣。**夫兼切单切，中不独取，而单中之兼切，脾又独以中行，本篇所云脾主中州，故其脉在中者，脾之运化即中之变化也。单中之兼切者，本篇云：所谓一阴一阳者，谓脉来沉而滑也；一阴二阳者，谓脉来沉滑而长也；一阴三阳者，谓脉来浮滑而长，时一沉也。所谓一阳一阴者，谓脉来浮而涩也；一阳二阴者，谓脉来长而沉涩也；一阳三阴者，谓脉来沉涩而短，时一浮也。须分其部位，察其病证治之。此举浮、沉、长、短、滑、涩六脉偶动耳，其诸脉之互见而为证多端者，可以类推。**

---

① 慈葱：即葱。

脉单中之兼，变化从出，故独详诊治之法

［批］杂证治法，按脉合证，如影随形，如响应声，皆以《内经》《难经》、叔和真《脉经》为则，至高阳生伪《脉诀》，一字不从，方为不误。

脉来沉而滑，沉主蓄水，滑主有痰。见于寸，为痰郁，并上膈停饮，呕吐吞酸，舌强咳嗽，法当开郁，清痰饮，破硬痰；见于关，为中寒而痛不通，兼有宿食，法当温中化滞；见于尺，为浊遗，并泄痢肾虚，下元痼冷，或癞淋，法当温补兼清分。

脉来沉滑而长，长乃阳盛，主有余之病。见于寸，为痰郁留饮，呕吐吞酸，舌强，皆火盛而冲逆，法当清痰饮，破硬痰，兼泻上焦之火；见于关，为寒热相搏而痛不通，法当清中焦之火，温中兼以化滞；见于尺，为浊遗泄痢，肾虚，下元虽痼冷而阴中有火，法当温补收涩，兼清下焦之火。

脉来[1]浮滑而长，时一沉，浮主风。见于寸，为头痛眩生风，兼有风痰聚于胸，风不行水而煽火，则风痰而兼热，法当祛风清热，化痰与饮；见于关，风木克脾土，致脾土不能运化，使饮食阴阳之气郁，寒热相搏而痛不通，法当制木培土，调和其阴阳；见于尺，为浊遗泄痢，下元之痼冷，而有时或溲便不流通，谓之风结，盖血既枯寒，

---

① 来：原作“夹”，据文义改。

加以风火竭之，法当温补清分，兼疏血风。

脉来浮而涩，浮风，涩为血少伤精。见于寸，为头痛眩生风，心血虚而引背痛，法当轻祛风而重补心血，血足则润，风不躁发矣；见于关，为风木克脾土，肝之藏血与脾之裹血俱不足，法当养肝和脾俱济，以血不可制肝，甚其枯，仍不可用润滑之药，以犯脾之忌；见于尺，为血与风并结于大小肠，为溲便不流通，为肠结，或下红，法当祛风润肠生血。

脉来长而沉涩，见于寸，为心血虚，引背痛，火上而浮游，冲于头面，法当补心血而清无根之火；见于关，为脾胃有火，阴血不足，法当泻火而益血；见于尺，为血逐火而不归经，见便血溺血遗精诸证，法当清火养精生血，引血归经。

脉来沉涩而短，时一浮，短则气病，主不及之病。见于寸，为上气不足，血气间隐隐作痛，头痛眩晕时发，法当升提肝肺之气，使气生血、阳引阴而上荣；见于关，为中气不足，时时如饥状，肝血不足则目涩而不开，脾血不足则嗜卧，法当补中益气，兼补血分；见于尺，则元气不足，以致肾血不生，腹中作痛，少感寒亦即腹作痛，法当峻补元气，大益精血，使其温而不寒，则邪寒自不能干。

本篇云各以其经所在名病[1]逆顺，即以寸关尺各经取

① 病：原作“并”，据《难经·四难》改。

之，而得其病之逆顺，通脏腑十二经俱在其内，可以类推而剖析也。

三就为实脉，三避为虚脉，分别阴阳，以为治法

［批］就、避二字可该①诸脉之奥，此则非仙师所授，断断不能知。

脉之类至繁，以三避三就候之，中指而阴阳了然。阴阳者，浮中沉三候俱有，浮为阳，沉为阴，中为半阴半阳，其全义则见之三就三避焉。轻手循之，中指而来，浮就也；重手取之，中指而来，沉就也；不轻不重，委曲求之，中指而来，中就也。轻手循之，中指而去，浮避也；重手取之，中指而去，沉避也；不轻不重，委曲求之，中指而去，中避也。三就为阴阳俱实，法当两泻；三避为阴阳俱虚，法当两补。其就避之各见，以三分权之，因量以治之。如浮就而中沉避，为阳一分实在外，阴二分虚，一分虚在内，一分虚在内外之间，法当泻阳外之一分，补阴内与内外之间二分；如浮中就而沉避，为阳二分实，一分实在外，一分实在内外之间，阴一分虚在内，法当泻阳外与内外之间二分，补阴内之一分；如浮中避而沉就，为阳二分虚，一分虚在外，一分虚在内外之间，阴一分实在内，法当补阳外与内外之间二分，泻阴内之一分；如浮避而中沉就，为阳一分虚在外，阴二分实，一分实在内，一

① 该：通“赅”。完备。

分实在内外之间，法当补阳外之一分，泻阴内与内外之间二分；如浮沉避而中就，为阳一分虚在外，阴一分虚在内，半阴半阳实于内外之间而不能升降，法当和中，［批］和中与补中有大分别，浅者以为同耳。以接补内外阴阳之虚；如浮沉就而中避，为阳一分实在外，阴一分实在内，半阴半阳虚于内外之间而不能升降，法当补中，以调剂内外阴阳之实。阳实阳虚者，兼腑而消息补泻之；阴实阴虚者，亦兼腑而消息补泻之。诊部不同，如伤寒则取十二经之阴阳虚实总候，杂证则按中脉侵而取之，看其在何部何经，以别阴阳虚实治之。劳伤，则取之两肾。左尺弱于右肾，为水不足，则为阴不足，右肾弱于左肾，为火不足，则为阳不足，［批］王太仆之论已定千古①，得此为最上一乘，王太仆云水不足者，壮水之主②，以制阳光，六味丸主之；火不足者，益火之源，以消阴翳，八味丸主之是也。然但定于左右两肾大概之虚实，必须合两肾之避就如何，乃以证对之，当补阴几分，泻阳几分，或补阳几分，泻阴几分，庶不偏枯。盖人之受病，既不得中，其阴阳所伤之太过不及，实有分两，非阳实阴虚者，三分皆阳，无一分阴，阴实阳虚者，三分皆阴，无一分阳。夫三分皆阳，此必于伤寒阳证见之，伤寒阳证见阴脉者不治，以其真无一分阳故

① 王太仆……千古：王太仆，即王冰，中唐人，曾任太仆令，后世因称“王太仆”，作《黄帝内经素问注》二十四卷，为今传《素问》之祖本。“王”“论”“古”三字原字漫漶，据津抄本补。

② 主：原作“生”，据《素问·至真要大论》王冰注改。

也，若使劳伤之人无一分阳，则早为伤寒阳证见阴脉之鬼矣，安得留以待壮水耶？三分皆阴，此必于伤寒阴证见之，伤寒阴证见阳脉者生，以其尚有一分阳故也，若使劳伤之人无一分阳，则早为伤寒阴证不见阳脉之鬼矣，安得留以待益火耶？夫三就三避之脉不见于伤寒而他见者，必其就避之间自有胃气，[批] 印胃气。胃气者，阴阳之中和也，不得谓之孤阳独阴矣。使无胃气而以三就三避见，其人即免于伤寒，不免于暴死矣。粗工以阳虚阴虚，阳实阴实，判离两途，一遇阳虚阴实之证，辄纯用补阴以泻阳，其祸流为孤阳独阴而不可解，或阴阳杂补杂泻，又不知分内外与内外之间，谬为处剂，奈何？

卷三

五脏五行所属，有克之而反生，生之而反克，举一而知

肺金，心火，脾土，肝木，肾水，以生者为母，以克者为贼。虚则补其母，宜实则泻其贼矣，何以泻其子也？子虚，则窃食母之气以养，母必从而顾之，故泻者令其子虚，以分母之实。假令土实，则必泻令肺虚，使肺金为子者窃食土母之气以养，土母必从而顾之，则土之实平矣。此浅说也，更有奥义。凡实者必侮其所不胜，益欺其所胜，皆挟子之力也。假令肺金，其所不胜者心火也，其所胜者肝木也，今肺实，则挟其子肾水之力以侮所不胜之心火，而益欺其所胜之肝木，但泻其子，则失所挟而安其位矣。若不泻其子而泻其贼，从心火治之，治心火则必重补肾水，是实则补其子矣。肺病热实者，为心火刑金，则土亦必燥，用之固中病，水但克火而润土，必不至于泛而侮土也。若肺病寒实，其脉之见虚滑而濡，既非热实矣，寒实为饮与痰，客之而不去，宜泻其肾水，使不制心火心火为心之血气，非云邪火也，心火足则暖气薰蒸肺矣。心火本刑金，今金寒实，必藉火之暖气以薰蒸，是克之而反生也。心火足，则命门包络之火俱足，以薰蒸脾土，土暖，然后能薰蒸肺金，饮食运化则痰饮不作，而不为寒实所客。若

不审此法，必不知肺之为寒实，而以为热实，既用寒凉之药泻其本经，复用寒凉之药泻其心火，本经之寒实愈凝滞，而心火复不能薰蒸之，脾土不能受心火与命门包络之火薰蒸，则亦不能薰蒸肺金，肺之寒实凝滞既久，郁而伏火以克肺，其祸不可言矣。

脾土固当补之以养金，必兼用燥渗药，如二术、泽泻、茯苓之类，以泻其邪水。邪水者，肾寒水之所泛也。泻肾之邪水者，以其始泛为湿痰，以停蓄于脾，渐而升之，泛为痰饮，以停蓄于肺，故泻肺之子也。补土之法，审其脉见微涩迟缓之类，则知脾气血不足而无水邪，宜纯用温补，而不必用燥渗之药，恐□[①]其气血也。其脉见濡滑沉迟之类，则知邪水泛行，宜用温补而兼用燥渗。若邪水泛行，纯用温补，不用燥渗，其邪水停蓄日盛，则精气愈夺而虚，饮食所至，必不运化，与温补之药饵始焉相争而不合，继焉相混而为祟。盖脾之停蓄水邪为湿而积，饮食药饵并为湿热，湿热之火损肺金，人误以为心火之克肺，而不知脾火之克肺也，温补而不知兼用燥渗以逐水邪，虽曰补土以生金，其实酿湿热之火以克金，所谓生之而反克者，此也。且肾泛邪水，则正水不足，肝木失其母，则相火动而侮肺，人误以为心火之克肺，而不知肝火之能克肺也。夫五脏六腑之病皆有传变，由于不知泻子之

① □：原字缺，疑为“伤”。

法以致之。不知泻子之法，则不知补母之法，其失相符也。言薰蒸者，以诸脏腑皆水火所养，水火即呼吸之气，呼吸之气即熏蒸之实义也。

伤风有伤风寒，伤风热，稍分别，治法大同小异

伤风寒者，感冒风寒，其证鼻气寒，流清涕，恶风声重，重者或头疼身热，轻者则否；伤风热，亦感冒风寒，其证鼻气不甚寒与流清涕，或声哑，甚者痰壅气喘。总宜发散清利，忌补气酸敛闭气。风寒宜辛温甘温药，用细辛、藁本、芎䓖、荆芥、防风、白芷、前胡、桑白皮、杏仁、紫苏、薄荷、杏仁、甘草、石膏、山楂、麦芽之类；风热宜辛寒甘寒药，用竹叶、石膏、麦冬、知母、桔梗、薄荷、前胡、葛根、桑白皮、甘草、山楂、麦芽之类。皆轻证也，治则轻扬之，轻泻之扬之即发散，泻之即清利，不可用重药。重药者何？发散中麻黄、桂枝之类，清利中之黄连、黄芩、大黄、朴硝之类是也。若误以为重而用重药，发散之过，势必引皮肤而传经络，成外感之证，清利之过，势必陷脏腑而损荣卫，成内伤之证。风寒不可用竹叶、麦冬、知母、葛根之类，以其甘寒，止可佐风热之发散，而不可以甘寒益风寒也；风热不可用细辛、藁本、芎䓖、荆芥、白芷之类，以其辛温，止可佐风寒之发散，而不可以辛温益风热也。误用甘寒益风寒，则寒气愈闭，辛温益风热，则热气愈闭，皆可蕴结成外感重证。用山楂、

麦芽者，非为其伤食也，以其寒热为风所闭，则平常所入之饮食皆滞而不化，因而为祟，故导之使出。伤寒里证结毒，亦非伤食，乃寒热之气闭，致饮食不化，其势重力厚，十倍伤风寒热之所闭，故用承气汤，非山楂、麦芽之可轻除。风热，有多因酒后风邪所乘而致，可取葛花解酲汤摘用，如豆蔻、砂仁、青皮、陈皮之类，以和解之。盖酒性热而凝，非辛温莫能和解，又不可泥豆蔻、砂仁之类犯辛温，废而不用，致凝为痰为血也。

伤寒初证与伤风疑似，比类分别

寒为百病之总，风为百病之长，其势相因，惟伤寒初证与伤风仿佛疑似，不必据脉抉奥，但浅说比类，两证迥别，较若列眉。寒乃阴邪，风乃阳邪；伤寒初起手足微冷，伤风初起手足微烦；伤寒郁而后发热，伤风即能发热；伤寒鼻干无涕，伤风鼻寒[①]流涕；伤寒声前轻后重，伤风声重如自瓮中出；伤寒初起无痰，伤风甚者有痰壅咽喉；伤寒口渴而干，其舌本枯燥；伤风口渴而不干，其舌本不枯燥；伤寒渴甚贪饮，到口即干，伤风渴不甚，亦不贪饮，饮到口即润；伤寒遇食，恶而不欲见，伤风遇食，不好亦不恶；伤寒面惨[②]身痛，伤风面光身重；伤寒无汗恶寒，不恶风，伤风有汗恶风，不恶寒；伤寒虽不恶风，

① 鼻寒：疑为“鼻塞”。
② 惨：暗淡。

而沉沉恶寒之中亦惚惚恶风，伤风虽不恶寒，而洒洒恶风之中亦啬啬恶寒；伤寒初起即头痛，伤风初起不头痛，久而重者头痛；伤寒头痛，连眉棱眼眶尽痛，伤风头痛，不连眉棱眼眶；伤寒遍身骨节头痛，伤风身不痛；伤寒头痛，昼夜不间，伤风头痛，乍痛乍止；伤寒发热而神气恍惚，伤风发热而神气安静；伤寒不能假寐，伤风假寐犹安。

盖伤寒阴邪，阴深而发乎阳，其势重；伤风阳邪，阳浅而发乎阴，其势轻此阴阳俱就外至之风寒言，非三阴三阳之阴阳也。误以伤寒为伤风，而治以驱阳邪之剂，不独不能驱阴邪，且引阳邪入阴分而传变矣；以伤风为伤寒，而治以驱阴邪之剂，不独不能驱阳邪，且引阴邪入阳分而传变矣。阳邪入阴分，其发散力不及，不能搜出阴邪之寒，而反开玄府，以迎风入玄府，汗空处，致滋阴邪，汗证愈重谓当汗之证愈加重也；阴邪入阳分，其发散力太过，不合乎轻扬轻泻之剂，使阳邪之风直透入玄府，以迎风入，亦致滋阴邪。实者遇之，为风证愈重或中风，或久后为风痹风痿诸证，虚者遇之，为阴厥等证，分别一误，祸如反掌，不可不慎。

伤寒本受寒而标发为热病，乃寒盛生热也，其三时见证，或证不合时，或证合乎时，有正伤寒温暑之分，治法随异

《素问·四气调神论》曰：逆冬气则水阴[1]不藏，肾气独沉。又曰：水冰地拆，无扰乎阳。又曰：去寒就温，无泄皮肤，使气亟夺。霜降之后，春分之前，天气严寒，人或七情受伤，或居处不密，或冲斥[2]道路，履霜践雪，感而犯之，即发为病，名曰正伤寒。若不即发而寒邪久客，加以房室劳伤与辛苦之人，腠理开泄，少阴不藏，肾水涸竭，无水则春木无以奉生，故发为温病。若复不发，延至于夏，火威克水，真水不足，寒邪益盛，故发为热病。若复不发，延至于长夏，土气既旺，以绝水之源，而寒邪之阴皆从火化，故发为大热病。其名因时而立，有冬寒、春温、夏热、长夏大热之不同，其实皆热病也。本经《热论》曰：今夫热病者，皆伤寒之类也。又曰：人之伤于寒也，则为病热。本经《水热穴论》：帝问：人伤于寒而传为热，何也？岐伯曰：夫寒甚则生热也。是以伤寒初起，手足微冷，未见标而先见本也。先传于三阳，阳为热之属，本之见乎标也；继传于三阴，阴为寒之属，标之反乎本也。传于阳，自巨阳即太阳以入阳明，自阳明以入少阳；传于阴，自太阴以入少阴，自少阴以入厥阴。始巨阳者，

① 水阴：《素问·四气调神大论》作“少阴”。
② 冲斥：犹言“充斥”。

巨阳为诸阳之属，其脉连于风府，故为诸阳主气。寒甚生热，阴邪盛而发阳，先从阳之盛者以发，次第至于阳之少盛，渐减而至于阴之盛，次第终于厥阴，厥者尽也，为阴之尽也。一日传一经，阴邪待尽，然后热以次衰，又复一日衰一日，病乃愈，则知伤寒之皆为热病也，《内经》论伤寒标其目为热论故也。然温热皆本伤寒，其治法正须分别。若春夏之发悉如正伤寒之证，为证不合时，则从证不从时，例以仲景伤寒法治之，即天时温暖炎热，仍用麻黄、桂枝之剂以发其沉郁寒邪。春之温暖近寒不必言，如夏之炎热禁忌麻、桂，用之不为犯也。如春分后有太阳病，发热咳嗽，身痛口渴，不恶寒，其脉弦数不紧，弦数者即受春令之温邪也，紧为寒，不紧者未受冬令之寒邪也，其发热或怫郁在内，或散在诸经，各取其经而治之，为证合乎时，则从证兼从时，其法当取刘河间温暑之剂，随证酌用，不可概用仲景伤寒之法。盖伤寒无全书，河间本补仲景遗亡，非不遵仲景也。伤寒之剂，辛热辛温居多。温暑之剂，轻调缓淡，清暑湿解，和平火夺寒，并甘温补荣，其发散止用辛凉，而不可用辛热平温，以其未受寒邪也，是以不恶寒。即间有恶寒者，乃冒非时暴寒，或温暑将发，又受暴寒，非冬证之甚也，法当治里热为主，而解肌次之，亦有专治里而表自解者。误下犹可，误汗则变为呕哕狂斑而死，盖温热在经而不在表，安可例用伤寒汗法？惟兼暴寒者乃可表里双解，亦不敢用冬月辛温之药。

伤寒正传，三日未满之前，邪在表可汗，三日已满之后，邪在里可下，邪去病愈，不过十日以上，否则死在七日之内

《素问·热论》曰：伤寒一日，巨阳受之，故颈项痛，腰脊强；二日阳明受之，阳明主肉，其脉循鼻，络于目，故身热目疼而鼻干，不得卧也；三日少阳受之，少阳主胆，其脉循胁，络于耳，故胸胁痛而耳聋。三阳经络皆受其病，而未入于脏者，故可汗而已。四日太阴受之，太阴脉布胃中，络于嗌，故腹满而嗌干；五日少阴受之，少阴脉贯肾，络于肺，系舌本，故口燥舌干而渴；六日厥阴受之，厥阴脉循阴器而络于肝，故烦满①而囊缩。三阴三阳、五脏六腑皆受病，营卫不行，五脏不通，则死矣。其不两感于寒者：七日巨阳病衰，头痛少愈；八日阳明病衰，身热少愈；九日少阳病衰，耳聋微闻；十日太阴病衰，腹减如故，则思饮食；十一日少阴病衰，渴止不满，舌干已而嚏；十二日厥阴病衰，囊纵，少腹微下，大气皆去，病自已矣。经文之言，巡经正传，明白直捷，今再申言之。足太阳膀胱经之脉，起于目内眦，上额交巅，从巅入络脑，还出别下项，循肩髆内，挟脊抵腰中，惟其经脉如此，所以头项痛，腰脊强。膀胱气血之会，自头至足，无所不主，故寒邪先犯之，伤寒一日巨阳受之者此也。仲

---

① 满：通“懑”。烦闷，生气。

景云：尺寸俱浮者，太阳受病，当一二日发[①]一二日，犹云非第一日即第二日，以其介于两日之间也。盖伤寒证本当一日即发，因差迟一日，故退第一日为二日，第二日为三日，第三日为四日，第四日为五日，第五日为六日，第六日为七日，第七日为八日。其实缩而上之，第八日即第七日也。旧注皆不晓此义，以为伤寒定以七日为期，故一日兼言二日。夫一日传一经而可兼言二日乎？背经之甚矣。阳明胃经，属土主肉脾主肌肉，胃为表里，故同，其脉挟鼻，络于目，所以身热目疼，鼻干而不得卧。胃气流行无息，自鼻、腹至足，皆其所主，故太阳行督而交任，必及于阳明，伤寒二日阳明受之者此也。仲景云：尺寸俱长者，阳明受病，当二三日发[②]日数解见前。少阳胆经，其脉循胁，络于耳，所以胸胁痛而耳聋。清气流行，营卫胁肋，身侧皆其所主，故胃邪必移于胆部，伤寒三日少阳受之者此也。仲景云：尺寸俱弦者，少阳受病，当三四日发[③]。此则三阳经络皆受其病，而未入于三阴之脏者，可汗而已。已者，病势之止也。若此时失之于汗，表证不除，则传入里。太阴脾经之脉，布胃中，络于嗌，所以腹满而嗌干。五脏脾为死阴，至静不动，虽云主化，其所消食者全赖胃气升降，故自少阳胁肋下肚腹宜乎先入太阳，伤寒四日太阴受之者此也。仲景云：尺寸俱沉细者，太阴受病，当四

① 尺寸……当一二日发：语本《注解伤寒论》卷二。
② 尺寸……当二三日发：语本《注解伤寒论》卷二。
③ 尺寸……当三四日发：语本《注解伤寒论》卷二。

五日发[①]。少阴肾经之脉，贯肾，络于肺，系舌本，故口燥舌干而渴。肾主受米谷之精而至静，惟子时浊气一动而已，故自中腹移至脐腹，必及于肾，伤寒五日少阴受之者此也。仲景云：尺寸俱沉者，少阴受病，当五六日发[②]。厥阴肝经之脉，循阴器而络于肝，所以烦满而囊缩。肝主散血藏血而极其凝静者，故入里之深，至于小腹，下至阴器，乃为阴之尽，故曰厥，伤寒六日厥阴受之者此也。仲景云：尺寸俱微缓者，厥阴受病，当六七日发[③]。斯时也，皆三日已满之后，可泄而已，令其病势之止。若未满三日之前既失之汗，而已满三日之后复失之下，则三阳三阴五脏六腑皆已受病，营卫不行，五脏不通，其人必死，其死皆在六七日间者，此也。此由六经正传，原非两感于寒为必死之证，因失之汗下，使三阴三阳病其势与两感相同耳。若三日未满之前失之汗，三日已满之后及早下之，则六经传尽，自应病势渐衰，正以初时所感之邪太甚，以次相传，亦以次而愈，在十日已上。

伤寒变传逐一分别

李东垣曰：太阳病，若渴者，自入于本也，名曰传本；太阳传阳明者，名巡经传；太阳传少阳者，名越经

① 尺寸……当四五日发：语本《注解伤寒论》卷二。
② 尺寸……当五六日发：语本《注解伤寒论》卷二。
③ 尺寸……当六七日发：语本《注解伤寒论》卷二。

传；太阳传少阴者，名表里传；太阳传太阴者，名误下传；太阳传厥阴者，名巡经得度传[1]。陶节菴曰：或自太阳始，日传一经，六日至厥阴而愈者，或不罢再传者，或间经传者，或传二三经而止者，或始终只在一经者，或越经而传者，或初入太阳，不发热便入少阴而成阴证者，或直中阴经者。或两经三[2]经齐病，不传而为合病者，有一经先病未尽，又过一经之传而为并病者。有太阳阳明合病者，有少阳阳明合病者，有三阳合病者。若三阳与三阴合病，即是两感[3]。变传之纲，二公举之，其所以然之故，未分晰也。传本者，第二日当巡经入阳明，而不循经，仍是太阳之证，然则即谓之本病也可，谓之传者，其病机当变，必不止于本病本经矣；巡经传者，即正传，然正传必六日六经，次第始终不紊，乃为正传，今自太阳传阳明，方得一经之巡，后此之变未定，故姑以巡经名之；越经传者，谓第二日不巡经，逾越阳明而入少阳也；表里传者，太阳膀胱与少阴肾本表里，今不循经而入，只以表寻里也；误下传者，阳经本先循上，今不循经，错误而传于下也；巡经得度传，谓太阳本不巡经而能遍历诸经，超而度越之，非自阳明以至少阳、三阴而入为巡经也，若果巡经则不谓之变传矣。或自太阳始，日传一经，六日至厥阴而

---

① 太阳病……名巡经得度传：语本《此事难知》卷上。

② 三：原作“一”，据下文“两经三经齐病”句及《伤寒六书》卷二改。

③ 或自……即是两感：语本《伤寒六书》卷二。

愈者，即正传。不罢再传，无是理也。《素问·热论》与仲景《伤寒论》原无此例，因成无已注释之谬，而后人遂因之。盖三阳为表，三阴为里，自太阳以至厥阴，犹人入户升堂，以至于室矣。若使厥阴复出，传于太阳，奈有二阳二阴以隔之，岂有遽出而传之太阳之理？盖初时所感之邪太甚，虽正传遍六经，其余邪自当渐次衰而病愈，故《素问·热论》以七日至十二日渐次而衰而愈。“衰”字之义甚妙，以其病势盛后而衰，则非再传可知。且经云大气皆去，病日已矣[①]，粗工谬以为再传，再用汗法重竭之，为祸不小。间经传者，如太阳不传阳明而传少阳，或阳明不传少阳而传太阴，或少阳不传太阴而传少阴，或太阴不传少阴而传厥阴，与越经传有辨。越经传，止就太阳一经传少阳言之。传二三经而愈者，或太阳传阳明而止，或传至少阳而不入阴经，有表邪而无里邪也。始终只在一经者，不传也。或太阳一日至六日，或阳明一日至六日，或少阳一日至六日，三阳表证有此，里证无之，盖里证则为直中阴经，其势甚重，不能待一日至六日也。越经而传者，单为[②]太阳传少阳言，非谓别经，别经则间传者是也。初入太阳不发热，便入少阴而成阴证者，有似乎表里传，以不发热为异，表邪陷入于阴也。直中阴经者，无表邪而有里邪也。两经三经齐病，不传而为合病者，或太阳阳明

① 大气皆去……日已矣：语出《素问·热论》。又，大气，大邪之气。
② 为：通“谓”。《经传释词》卷二：“家大人曰：为，犹‘谓’也。”

合病，或太阳阳明少阳合病，或阳明少阳合病，单举表证，不言里证者，以里证三阴虽逐经传，其势多相因隐隐，为不传合病也。合病必相连而不间谓太阳必与阳明连之，例不间断阳明而同少阳也，若间则为间传。一经先病未尽，又过一经之传而为并病者，虽不同于合病之不传齐病，而一经未传尽，复传一经，亦几[①]于合病矣。或太阳未尽而传阳明，阳明未尽而传少阳，少阳未尽而传太阴，太阴未尽而传厥阴，太阳阳明合病，少阳阳明合病，三阳合病，见上文陶氏申言之者，以合病表证居多故耳。三阳与三阴合病，此伤寒之极证，无以加矣。然言两经三经合病，应有四经五经合病而皆为两感，特不如六经合病为两感之甚耳。

伤寒变传，分别前项病证、治要、方药、活法

正传证易辨，治法亦易，变传证难识，治法亦不易，故立分别治法。且杂证不必立方。惟伤寒必用方印定，然后活法随人。伤寒驱邪，仲景大剂如大青龙汤，麻黄六两，桂枝二两，甘草一两，杏仁四十枚，生姜三两，大枣十枚，石膏如鸡子大，以及麻黄、桂枝各汤，俱每用数两之类。陶节菴畏仲景峻方，减为小剂。然病感有浅深，体气有厚薄，未可泥峻方小剂，在人之善用耳。今以各证诸方列于本条，或有加减，皆随证酌之，以便依规矩用巧。记述此书，惟伤寒法中最费心力时日，务求精确，以广吾师活人之龟鉴也。

① 几（jī 机）：接近。

传本者，太阳本病，发热恶寒，头痛项强，腰背遍身骨痛。今复作渴溺证，因未汗而误渗，使邪闭于外，津竭于内，其脉浮紧，大青龙汤或羌活汤主之。

大青龙汤

麻黄六两，去节　桂枝二两，去皮　甘草一两，炙　杏仁四十粒，去皮尖　大枣十枚，去核　生姜三两，切片　石膏鸡子大

水九升先煮麻黄，减二升，去沫，纳诸药，温服一升，取微汗，得汗停后服此仲景原法也，虽大剂而得微汗即停后服，止服一升而已，则仲景亦未尝峻也，以此可类推。

羌活汤

羌活三钱　前胡　葛根各二钱　杏仁九粒，去皮尖，研烂

生姜三片，大枣二枚，量加紫苏、葱白，得汗止服。

循经传者，为发汗不彻，利小便，余邪不尽，透入于里，其脉数急，其证身热目痛，鼻干咽干，呕或干呕，目眴眴①，不得眠，畏人声木声，畏火，不恶寒，或先恶寒不久旋发热，即恶热，甚则谵语狂乱，循衣摸床，脉洪大而长，宜急解其表，竹叶石膏汤主之。

竹叶十四片　石膏五钱　人参二钱　麦门冬一钱五分　半夏一钱　甘草七分　粳米一大撮

水煎，入姜汁二匙调服。如证未解，再用三倍大剂

---

① 眴眴（xuàn 炫）：目昏貌。

与之。

不呕无汗，与葛根汤，亦须：

大葛根三钱　麻黄二钱　芍药一钱五分　桂枝一钱　甘草八分

姜三片，枣二枚，温服取汗。此原等分，大剂量加，得汗停服。

盖太阳证当用麻黄而不用，反误用葛根以引之，今已到阳明，则葛根不可废也。若表证已罢，邪结于里，大便闭，小便短，兼腹中痛，此为胃家实热，正阳阳明之传变也，其脉必洪实，调胃承气汤或小承气汤主之。

调胃承气汤

大黄四钱　芒硝三钱　甘草一钱

水二碗先煮甘草，次下大黄，次下芒硝，温服。

若脉洪实而兼涩紧，阴不足也，宜加当归。

小承气汤

大黄五钱　厚朴　枳实各二钱

得利停服。

越经传者，太阳证见后，不见阳明证而见少阳证，口苦咽干，目眩，往来寒热，胸胁痛，胸满耳聋，脉法弦细，头痛发热。少阳不可发汗，发汗则谵语。胃和者自愈，不和者则烦而悸。《此事难知》曰为原受病，脉浮无汗，当用麻黄而不用，反误用柴胡以引之，今已到少阳，则小柴胡汤不可废也。

柴胡三钱　黄芩二钱　人参一钱　半夏一钱　甘草四分

姜三片，枣二枚，水二碗煎七分，温服。若三日少阳脉小者，欲已也。

表里传者，太阳证见后，不见阳明、少阳二证而见少阴证，口燥舌干，《此事难知》曰为得病急，当发汗而反下，汗不发，所以传也。盖见太阳之证，宜急用麻黄以散其寒邪，而不至陷入于里，今既陷入于里，三阳之表邪拂郁于外，少阴之里邪变作于内，其脉尺寸俱沉。以沉实有力，粪结宜下，有燥粪挟热下利宜下，腹痛下利，小柴胡汤见前加芍药、炙甘草以和之。如便脓血，加滑石、黄连，佐以升麻、干姜。如邪未入里，粪犹未结，宜清其热。渴者，用竹叶石膏汤见前、白虎汤解之。

石膏五钱　知母二钱　甘草六钱　粳米小半合

水煎，温服。

不渴，或心下痞者，从心下至少腹鞕满而痛，手不可近，大结胸也，大陷胸汤主之。

大黄三钱半，水一碗先煮大黄至七分，入芒硝二钱，再煎一二沸，去柤①，入甘遂末一钱，和匀温服。若腹中不动，再进一服。得快利，止后服。

但此药太峻，不可轻用，酌用大陷胸丸。

大黄三钱　杏仁　葶苈各一钱　芒硝二钱五分　甘遂一钱

---

① 柤（zhā 扎）：渣滓。

为末，蜜丸弹子大，每一丸，水一碗煎至六分，温服。至一宿未动，再进一丸，以利为度。

不渴，心下痞，热结胸中，按之则痛，小结胸也，小陷胸汤主之。

半夏二钱　黄连三钱　栝蒌实一枚

水二碗先煮栝蒌减半，去租，纳半夏、黄连，煮七分，温服。利黄涎沫即安，如不安再进，或加桔梗、枳壳、黄芩，以利为度。

心下痞硬满，引胁下疼，干呕短气，不恶寒，及里水身凉者，十枣汤主之。

芫花醋浸炒　大戟　甘遂煨

等分为末，水一碗煎至半碗，去枣，调末二钱，弱者减半，或减大半，服后大便利下水，以稠粥补之。此皆失于不汗而误下之早，使水停蓄于胸胁腹间也。

或邪未结于下焦，少腹不坚痛，而误用承气以伐真阴，洞泄不已，元气将脱，其脉沉而无力，法宜温补，理中汤合小建中汤主之。

人参　白术　干姜各二钱　甘草一钱半

温服。

小建中汤

白芍五钱　肉桂三钱　甘草二钱　饴糖半盏

姜五片，枣四枚，水二碗煎七分，去渣，入饴糖烊①化，温服。如不止，去饴糖，加升麻、柴胡、葛根以升提之；若右肾沉微甚者，加附子三分，姜汁磨木香一分。

误下传者，《此事难知》曰为原受病，脉缓有汗，当用桂枝而反下之，当时腹痛，四肢沉重。夫传少阴亦误下传，独以传太阴为误下者，以下药入于脾，脾受亏损，且当汗而反下，以未见里证而有表证，虽误，犹俱除邪，但当治表而不当治里耳。若脉缓有汗，表邪已除，当用桂枝和其荣卫，以止其汗。缓者脾之本脉，此里不受邪，其汗者阴之虚也，用桂枝和之后，且当温补以救其虚。腹痛者，虚痛也。脾主四肢，其四肢沉重者，阴虚而见于末也，东垣以扶土为主，故于此更加谨戒也。且原脉缓有汗，今复误下，必无本证之腹满嗌干，其脉必沉缓微迟，其证必自利，手足冷，宜治中汤、四逆汤主之。

治中汤　即理中汤见前加青皮、陈皮等分。

四逆汤

附子三钱　干姜　甘草各一钱五分

心悸有水，头眩筋惕，身瞤动，振振欲擗地者，由发汗过多，兼以渴饮水盛，停留中脘，玄武汤主之。

白术一钱　白茯　白芍　附子各三钱　姜五片

水一碗半煎七分，温服，以安为度。

① 烊：原作“洋”，据文义改。

巡经得度传者，太阳经传厥阴也。《此事难知》曰：三阴不至于首，唯厥阴与督脉上行，与太阳相接。然其旨未明，盖厥阴与督脉上行，与太阳相接，俱会于风府，厥阴主风，风引阳陷入于阴，故烦满囊缩在女子则阴户急痛，引小腹。烦满者，阴风搏表邪，其气不得舒也；囊缩者，风引而急使之然也。

或下利谵语，内有燥矢，痞满燥实俱具者，攻之宜峻，大承气汤主之。

大黄　芒硝　枳实　厚朴等分

水二碗先煎枳、朴，减三分，下大黄煎一二沸，去柤，下芒硝煎一二沸①，服，得利停服。

痞满不甚，燥实者，小承气汤主之见前。

有血燥，桃仁承气汤主之。

大黄四钱　桃仁三钱　桂枝　芒硝各二钱　甘草一钱

水二碗先煮桃仁、桂枝、甘草，次下大黄煎数沸，次下芒硝，温服，以下出黑粪瘀血尽为度。

或用抵当汤。

虻虫去翅足，炒黄　水蛭微火炒　桃仁各十枚　大黄三钱

用水一碗半煎七分，温服。

若但小腹满而便利者，抵当丸缓下之。

水蛭　桃仁各七枚　虻虫八枚　大黄八钱

---

① 沸：原脱，据《伤寒论·辨阳明病脉证并治法》补。

为末，蜜调，分作四丸。每一丸水煎化，温服，以血尽为度。

或下利清谷，大汗出而厥，四肢[1]疼，小腹拘急，或干呕吐沫，或气冲心痛，发热消渴，皆厥阴寒证也，宜四逆、玄武加减温之。吐蛔而厥者，安蛔理中汤，即理中汤加茯苓一钱半，乌梅三个，水煎温服。如大便闭，加大黄少许，入蜜以利之，口渴加栝蒌根，以愈为度。

间经传者，太阳不传阳明而传少阳，虽曰即原病[2]脉浮无汗，当用麻黄而不用之故，然亦有阳明不受邪者，其胃家无实热，不必用下，单用和而可已，故为小柴胡。少阳证不尽，越经传，用药之过也。何也？若尽越经传，用药之过，则止太阳不传阳明而传少阳耳，乃各有间传矣。

阳明不传少阳各经，乃传少阴者，为少阳不受邪，此必脾胃之实热相为表里，其脉必弦实而滑数，须用下法，必无当温之脉证有当温之脉证，必在直中阴经。

少阳不传太阴而传少阴，为太阴不受邪，虽无太阴之腹满嗌干证，而耳聋，胸胁痛，头痛口苦，咽干目眩，往来寒热，呕吐之后，少阳证罢，即舌干口燥，盖少阳之火传于少阴之火少阳胆木，少阴肾水，此俱言火者，以伤寒本热证，五行皆化为火耳，为肾燥更盛，加以太阴之土燥未发泄而统归于肾，使水土俱兼火化，其脉必沉实有力，须用下法，

① 肢：原作“脂”，据文义改。
② 即原病：《此事难知》卷上作“元受病”。

必无当温之脉证有当温之脉证，必在直中阴经。此传隔于太阴，其少阴之口燥必致咽痛，咽中生疮，声不出，未下时先用鸡壳苦酒汤开咽，到咽即效。半夏十四枚，用鸡子留白去黄，以苦酒入鸡壳内，置刀环中，安火上煮三沸，去半夏柤，少少含咽，作三次服此惟咽中生疮、声不出合少阴证，方可用。若咽证与失声音，种种治法不一，不可泥。

太阴不传少阴而传厥阴，此少阴不受邪也，虽无少阴之舌干口燥，而太阴之燥土传之肝火，为厥阴之烦满囊拳，加以少阴之燥火未发泄，而统归于肝，其脉必沉实有力，须用下法，必无当温之脉证有当温之脉证，必在直中阴经。下法，选诸承气汤用之大承气汤、小承气汤、三一承气汤、调胃承气汤、桃仁承气汤是也。

传二三经而愈者，必传阳不传阴，有表邪而无里邪，其表证亦必不重，或用药驱之力，其邪大散，所以不传里，窃不可误用里药，须静听其瘥，或有瘥证，随证调理，自愈。

始终只在一经者，或太阳一日至六日，或阳明一日至六日，或少阳一日至六日，此由病证本重，而庸工不知仲景峻法，识浅胆小，用药驱邪之不力，致迁延也，治法仍宜随经随证重驱之，汗、吐、下、和解皆然和解亦言驱者，和解有扶正而驱邪居多，此为活法。

初入太阳，不发热，便入少阴而成阴，似乎表里传而非表里传也。盖发热传少阴，缘失之未汗而下陷入于里，不发热者亦必失之未汗，非下药引之。太阳者老阳也，此阳盛变少阴，故度越阳明、少阳、太阴而入，其阳明、少阳、太阴三经之燥统归于少阴，其脉必沉实有力，须用下法。稍迟则病机变为重，身寒厥冷，其脉沉实而兼洪数，按之鼓击于指下，非真寒也，为阴阳隔绝九死之证，急用三黄石膏汤主之。

黄芩　黄连　黄柏　山栀各二钱　麻黄一钱半　石膏五钱　香豉三钱

水煎温服，得汗则瘥。

便闭，用陶氏三黄巨胜汤，即三黄石膏汤去麻黄、豆豉，加芒硝、大黄，姜一片，大枣二枚，煎，出去柤，入泥浆水三匙，调服。

直中阴经者，见三阴实证，其脉沉实有力，此为三阳之燥未发泄，蕴藏于三阴，必重剂解之，汗、吐、下、和解皆然。其证见三阴之虚，其脉沉微无力，法当温之。又有已得外盛，方将传经，轻生者或被生冷，或犯房事，或粗工猛施汗下，真气衰弱，遂变为阴证。发之则重竭其阳，温之则重实其邪，法当温汗，兼用麻黄附子细辛汤主之。

麻黄　细辛等分　熟附子半枚，寒甚者一枚

姜五片，大枣二枚，温服，取汗至足，乃愈。

两经三经齐病，不传而为合病者，三阳合病，随证察脉。此证自利居多，而脉仍洪大沉实滑数，为寒邪甚而里气不和，双解散主之。

滑石三钱　甘草二钱　桔梗　石膏　黄芩各一钱　荆芥　白术　栀子仁　大黄　麻黄　连翘　芒硝各五分

姜三片，葱白五寸，淡豆豉一撮，水煎温服。欲吐则吐，欲下则下，欲汗则汗，表里俱解，故云双解也。

若罢后脉大而虚，上关上，但欲睡眠，目合则汗，用百合一两，麦门冬五钱，知母二钱，炙甘草一钱，鳖甲童便浸，去裙，炒黄三钱，白芍药炒二钱。

若腹满身重，谵语遗溺，白虎汤见前加百合主之。

太阳与阳明合病，本太阳病，因汗下渗亡津液，胃腑燥实，转属阳明，谓之太阳阳明。脉浮而涩，大便鞕，小便数，不可用承气以重损其津液。其脾为约，法当润利，麻子仁丸主之又名脾约丸。

大黄　枳壳　厚朴　芍药各五钱　杏仁二钱　麻子仁一两

密[1]丸如菉豆[2]大，每三十丸，温汤下。

本少阳病，因汗渗热入胃腑，大便燥者，法当微下，大柴胡汤主之。

柴胡三钱　黄芩　芍药　枳壳各一钱　半夏一钱半　大黄三钱

姜三片，枣二枚，水煎，临熟入大黄，煎二三沸，温

---

① 密：通“蜜”。《释名·释言语》：“密，蜜也。”

② 菉豆：绿豆。

服，得快利停服。

本少阳证，当用小柴胡而误汗，为少阳阳明，是小柴胡变为大柴胡也。若阳明本经热盛，传入胃腑，谓之正阳阳明，乃本经自病，固当用承气主之。表证头疼恶寒未除，为太阳尚未过经，犹宜发汗。太阳阳明喘而胸满者，麻黄汤合葛根；太阳少阳，麻黄汤合小柴胡汤诸方俱见前通用，白虎汤见前、九味羌活汤加减。

羌活二钱　白芷　黄芩　生地黄　苍术各一钱　防风一钱五分　川芎一钱　细辛　甘草各三分

姜三片，葱白三寸，水煎热服。

一经先病未尽，又过一经而为并病者，或前经之邪盛而未尽，以接引后经，或后经之盛而方张，以接引前经，须定其日子，从其盛者治之。如一日当太阳，未满一日而即阳明，则为阳明盛，以接引太阳，法当从其盛者治之，治阳明为主而兼治太阳也；如已满一日，已传阳明而太阳未罢，则为太阳盛，以接引阳明，法当从其盛者治之，治太阳为主而兼治阳明。二日当阳明，未满二日而即少阳，则为少阳盛，以接引阳明，法当从其盛者治之，治少阳为主而兼治阳明也；如已满二日，已传少阳而阳明未罢，则为阳明盛，以接引少阳，法当从其盛者治之，治阳明为主而兼治少阳。余经仿此。其汤头各照本经应用者主之，而随经随证加减。

三阳与三阴合病为两感，其证表里脏腑俱病，欲表之则有里，欲下之则有表，欲双解之则恐犯阴证两感者必内外两伤，故恐犯阴证，表里脏腑既不能一治，故死。两感者不治，依古人法，用大羌活汤救之，用此间有生者，十得一二。

防风　防己　独活　羌活　黄芩　黄连　苍术　白术各二钱　细辛　甘草炙，各五分　知母　川芎　地黄各三钱

水二碗煎至一碗半，去相热服，不解再服，病愈则止。若有余证，并随经法参治之。然所禀有厚薄，所感有轻重深浅，薄者感重而深，必死，厚者感轻而浅，犹或可治。则羌活汤亦治寔之剂，虚者投之，则芩、连、知母之苦凉，羌、独、细辛之耗散，适足为害耳。余谓如果系实证，则用大羌活汤，如系虚证，万万不可投剂。若审其属阴居多，勉强用剂，则以四逆、理中合麻黄、桂枝之温汗兼行，先救其阴使之寔，看其变证，或归何经，或作何杂证，随议治法。此古法之所未有，今于百无生机中求其一线，若不中病，勿责治者之误。

附

祝茹穹先生医验

杨静山乃郎九抟，患胃痛，逆气上冲，每昼夜痛数十番，昏眩欲绝，诸医无可如何。茹穹子视脉，曰：此症起于水火相搏，肝经之火时发，胃经寒邪应之，火与水皆战于中脘，其疼遂不能忍。昼夜数十番者，火性最烈，发则头晕地而后已，克以水遂眼直卒倒，才得苏而水火又战，是以数数发也。用石膏一两，煎水二碗，又生磨木香、黄连、枳壳，俱不用熟煮，入朱砂少许，煎汤冷服，服药当必更疼。加蜜水一钟，大便中出黄白色如蛋大硬极者，黄火白水也。再剂，加琥珀水少许，而病全疗矣。木香、黄连平肝火，非生磨不能润下，非得石膏无以杀炎上之势，水火和而病退，理固然也。

吕宫苍忱甫记

家弟德藻，乙未北归，患奇症，有七：头目昏眩且疼，一也；胸膈饱闷，时作疼，二也；饮食不下，即下亦少许停留，三也；多痰，咳不出，咽喉干，四也；怔忡，五也；脾胃虚弱，或涩或泻，最难调理，六也；腰背有时作疼，两手酸麻，两足艰于步履，七也。茹穹子视其脉，曰：脏腑七症，皆客于胃。胃之中结有七块，每块主一症，三块黑色，四块黄色，皆如鸡卵大。诸药不能入，当用大黄。德藻大骇，以为每日服参、归，尚不能支，况剥削[①]之药乎？且向日曾服大黄四五分，受数月之累，今病势已久，如何服此？茹穹子曰：但信服，病可愈也。服大黄岂惟不泻，并不作疼，三日去其黑，七日去其黄，当全疗矣。究其故，以大黄入胃，破一块而大黄力已尽，七剂破七块，亦复如是，遂无暇作泻作疼，而诸患皆疗。七日以后，即一分大黄不可服也。此家弟所患之症奇，而茹穹子用药之法亦最奇者。

吴伟业骏公甫记

润州邑侯[②]张康侯，患一症，遍觅医家，每日服药无论，不能疗病，欲求一夕之安寝不可得。先是，太夫人夜得梦，有神人与语：尔儿到任得奇疾，为患甚重。因泣拜求疗，曰：当有祝灵官[③]炉内药可以疗之。及到任，复得一梦，见康侯在一孤城，被贼围困，四面环绕皆洪水，正在危急，有一人云：有祝仙人自东南角来，为汝解围。先生至，胗[④]脉，曰：此心主被围之症也，心脉全无伤，当得之一惊再惊，而胆汁倾三之二，肝藏胆，已出之汁为

① 剥削：峻厉劫夺。

② 邑侯：对知州的尊称。

③ 灵官："灵官"为道教护法神之称，多神通，祝茹穹医术高超，因以"灵官"称之。

④ 胗：同"诊"。《类说》卷五十引《孔子杂说》："胗不止脉也，视物亦可为胗。"

毒，毒入肝枯，是以遇事战怯，触境恼怒。心血先传肝，肝枯血不即行，其血挟毒而化为水液，遂环心而攻，而包络皆毒水，譬如孤城被困，虽有智勇，不能展施。为今之势，当先为尔解围。康侯霍然起，曰：梦中神言何奇验至此？城被贼困，心受毒围，城外洪水即包络经之毒环心而攻，解围之言，与梦中无二。制药与服，则硝石、硫黄、青矾、茯神、皂角刺、黑枳实也。又三六九临睡时服药，用人参、牛黄、朱砂、琥珀生磨，以熟煮金汤调服。康侯向苦中膈作胀，上与下竟成两截，今才服药而气上下作响，即觉饮食有味；向每一临事，即烦躁不能耐，胸中朗然欲作书，而举笔不能出，今精神日旺，笔能如心；二年来不能一觉睡，今服药六日，即得美寝，自觉神来舍，魂归胆矣。究药之妙，以硝、黄等破气引水，水性寒，因以热攻，而角刺助攻，其毒不能容，因有一块鸡子大青绿色坚如铁跃出喉间而毒去，水归于肾，汁归于胆，心主得自由，渐复其旧矣。

许之渐仪吉甫记

张玉甲先生提督江南学政①患症，四月不起，身体瘦弱，诸药不效，又素有脏痔，因病发更疼。时医认作虚症，多服补药，不能宣通，火遂炎上，入眼作眩，入耳作鸣，回

① 提督江南学政：清代中央派往江南省（今江苏、安徽地）主持乡试的学官。

复及心，不能睡，偶一起坐便昏晕。先生视脉，曰：势虽极重，仍是易疗者，一剂可起坐，三剂去耳鸣，得安眠，五七剂可视事。所谓无根之火也，如忧愁、欢乐、恼怒、焦劳诸火，种种无根。火既内塞，卒然饮食，真气不展，诸症并作。况兼劳心耗血，心血既枯，君火更发，无对症之药以疏之，其能免于火炎体瘦、坐即昏晕乎？药用玄参以去三焦无根之火，童便炒山栀仁以凉心肾，而加以茯、冬润燥，数剂收功矣。

邵汝懋冕仲甫记

王云山先生抚院①大厅患症，先生视脉，曰：据脉无病，然何以头疼至不可忍？此病当因夜饮偶脱衣，冒微寒，但用姜、葱略表可愈，乃认作伤寒项强体疼，投以重药，是感病原轻而攻之过重，腑脏无所受，遂入太阳作疼耳。随以苏合丸一枚化开，令服之，语以当夜子时太阳疼即解，次日大便通，得全康，服后悉如言。盖不用汤剂用丸者，以苏和馨香之气通窍取效。许子时止者，计药力六个时而周。人但知病宜用药，而不知病有不宜用药者，医道之所以微也。

戴吴悦心归甫记

① 抚院：巡抚衙门。

钱牧斋[1]先生在昭庆寺遇先生，诊脉酌方，平昔所患症服药全愈矣。近复患病，三月间先生看脉，曰：此因心血过用，用而不得吾心，其血出者复回，回则路窒，遂作胀作梗，饮食不进，精液皆化为痰涎，种种病从此起矣。大可虑者，心路有六，少时俱开，五十后开四，七十以后开三，不及此者皆凶。今只开二，窒其一，亟宜用药以开之。牧翁大悟，曰：医书从未言心路者，惟佛经有言心所，向参不得其解，闻路之说，可知所之旨矣。先生因为制丸，服月余，再至吴门，先生指按而以为开心路得三也，牧翁亦自觉其果开，而旧症脱体矣。

宋德宜右之甫记

陆明农先生夫人，即处实兄之尊慈[2]也，患一症最奇，不安眠者二载，不侧卧者亦匝岁[3]，但合眼则心下有一股气如烟，直抢喉间，作疼作响，日羸瘦不堪。遍请医，无解此者。先生视脉，曰：此肝二叶有寒水，而血里水外，血有火，火在外，肝木生之，故先发，木助火升，而水性复下坠，故从下起而上抢于喉。肾水为肝邪所引，则腰背不宁，喉金为肝火所侵，则气息俱阻，宜乎其不能眠并不能倒也。治此症者，煎药总不效，奇病当用奇方。取长流

① 钱牧斋：即钱谦益，明清间常熟人，字受之，号牧斋，明万历间进士，官至礼部侍郎，东林党首领之一，文坛领袖。明亡后降清。

② 尊慈：对他人母亲的尊称。

③ 匝岁：满一年。

水一壶，入白矾煎沸，候冷，磨生木香、白芍、枳壳，冲入矾水，服毕即眠倒酣睡矣。究其故，盖以肝经邪水，亟宜木香、白芍，而煎服则与火为仇，且不能度喉，因生用。以冷水吞之，则顺流而下；以矾力沉之，则气坠而安。但得过肺，木泄肝邪之水，血生肺窍之金，一剂而疗矣。

陈济生皇士甫记

陈去亢先生，方巡抚凤阳时，得手足摇战症，不能任事。归里，日益重，手摇于与人相接则更甚，诸医无解此者。夫子视脉，曰：此心血干，中于胆，当得之以事惊心，而惴惴久不得解。观其重在闻人语与见人时，知病根矣。服神宝丹三日，疗其半。因为之习静功，手竟能向后搔至背，向上摩至顶，真奇验也。

欧阳光缙麟玉甫记

吴泰岩，与新任协镇[①]在宜春台议事，台最高，因兵役千余人在上，台忽崩折，泰岩跌楼下，被梁压伤，断其左胁一骨，并断其右足膝圆骨，裂开二寸许。左胁骨伤，为肺间通窍，此骨伤疼极血阻，不能饮食，并不能呼吸，诸药总无效，自以不复生理[②]。先生驰送丹药一片，贴患

① 协镇：副将的别称。

② 生理：生存的希望。

处，其疼即止，渐能通呼吸，能饮食，七阅日，其骨断者复续。更酌方调治，其膝骨断二寸许者渐合至寸许，又渐合至分许，数月后能行，屈伸如常时。

又，泰岩署内有家人妇，病笃气绝，将化纸买棺。先生与二丸，令挖开口灌入，一丸不纳，又半丸，才过喉即响至胸膈，须臾通气，即苏，有死块郁血从大便出，而此妇再生。与二丸者，知其有一丸不纳也，神哉！

田厥茂心耕甫记

左营参府于在田，患左胁边有块如拳大，常时以手握之作水响，每发疼欲死。先生视脉，曰：此由身陷水，饮水伤肺，中于呼吸之分，其水不能出，而痰裹水外，因之作响。与药一丸，语以服药后当气急筋跳，仍如发时疼欲死而不能忍过之，是其水毒破时也，饮热姜汤一碗，水毒破，即安矣。晨起视之，其块如失，以十数年重症而一夕全愈也，异哉！

范谡顾天甫记

宜春邑侯华逊愚，患伤寒症，通体痛，而背与胸前如跌损，不能忍。先生视脉，曰：伤寒五六日，不宜有此症，当由宜春台崩折，风水之厄，应在官府。而逊愚以是日有事公出，倖脱此厄，然心内喜而实惊，因受寒症而惊者遂发，乘变而中于骨节，一如跌损状也。以镇惊调气、安神活血之药，亦如治跌损，数剂而愈。由此知用药人事也，而风水地脉相关，皆有通变不可泥者如此。

斯可学与权甫记

一乡民，患病，倒卧不起，危在旦夕。邻人赵念溪为之求药，先生曰：此症易愈，只二剂可起床，五剂可自来求药。忽望此赵念溪面色，惊问曰：汝患何症？答以无病，但数日来微作呕。先生视脉，语曰：汝回家只宜静坐，日吃稀粥。如呕，切勿食姜，又不可远行，过七日汝症可疗也。若食姜，当头眩舌裂，若远行，恐气急跌倒，皆死候也。赵念溪亦是行医者，以为无故言死，笑而去。归，与病人言，勿药果愈。越八日来谢，称神仙。因言赵念溪回家，至三日恶心欲吐，以自知医，用陈皮香附干姜汤饮之，其呕立止，而觉头疼。至七日，往亲戚家贸易，半途陡发眩晕唇裂，吐血不止，以头触地而死矣。盖以此人因伤寒病后多食胡椒、姜物，椒多伤血，新姜耗血，辛先入喉，其毒在肺，久必发呕，是以忌姜。戒远行者，途间遇风，必不能避，风引毒发，勿能救矣。其他有平人正强壮者，视脉而许以某时当病，某时当死，又有病重已极或将死者，而起之而苏之，靡勿[①]奇验。弟子辈叩以故，先生曰：某时当病者，木蠹[②]在内，某时当死者，躯壳空

① 靡勿：无不。
② 木蠹（dù 度）：喻病变。蠹，木中蛀虫。

存，神理已尽也。病重当死而可药者，此自不死之症，予但能起之耳。

蒋克显天适甫记

李卫斯，患重症，举家惶怖，以危在昕夕①矣。因乃婿王鸿轩旧岁为乃正②患症，至郡中就医得愈，而先生适至州。先生视脉，曰：初患为感冒顽痰症，塞于喉，医家进以喉疯③药，喉开而顽痰封，仅出涎少许。以为体弱，进以参、苓数剂，而顽痰益封，药裹旧痰，新痰复裹药，迷其心窍，遂至昏愦不省。用药僵蚕、全蝎、大黄、半夏、胆南星数味，午刻服药，至半夜破顽痰之块从大便出。而开目省人事，服药三剂，全疗矣。

吴克孝鲁冈甫记

张凤宇，患症，先生视脉，曰：此背系作疼而搐其阴筋，每发时遂至头抵足，痛而欲死。给药三剂，当使背之疼移至心，而疼下于腹，至脐不可忍，两个时化而为水，从脐中出，可疗也。服药三日，果心腹疼，脐中开一眼，出臭水碗许，而十年背痛不可忍之症全疗矣。

吴震行无眚甫记

① 昕（xīn 欣）夕：朝暮，表示时间短暂。昕，太阳将出时。
② 乃正：对他人正妻之称。
③ 喉疯：喉风。

黄方胤乃堂[1]，患中风症，手足俱不能动移，不起床者数年。先生视脉，与以药五剂，云得出汗其病可愈。服药后至第四日果得汗出，而手能举动，体亦轻爽，足可伸舒矣。

吴世睿圣符甫记

陆定尔妇，予长女也，患症久不起，近益重，虑其无济矣。与先生道其病势，先生曰：此不必视脉，而已知为产后伤寒顽痰症也。血裹痰，痰势欲出不能，而塞其脾生之路。诸医认以为虚，多用补而重伤，苦不能睡，昼夜痰涎不已，重以呕吐发热难堪。即进丸药，才一剂即得安寝，醒即索食，进粥汤一碗，三剂而呕吐不作，烧热顿解，真回生之奇验也。

王时敏烟客甫记

吴事衍，向善饮，忽患症，每饮酒一杯，吃粥一碗，必停留中膈，阅半个时作呕而出。先生视脉，曰：此心血多用，为物所夺，而酒毒耗其脾。治此症无难，三五日可开膈进食，加以大道，当得全功也。然进食以后到底酒不多饮，戒酒，调理四季，酒毒尽去，心脾复交，酒量可如前矣。服药后，悉如师言。

许升吉五阶甫记

① 乃堂：对他人母亲之称。

管元翼先生家有女眷患病，先生往诊，脉定方毕，适有女巫在廊稽首，亦乞视，时未有现症也。先生曰：貌似无疾，脉当旦夕死矣。因谓管家人曰：巫且死，宜亟遣去。此有道行者，不必久卧床，一熟睡即逝矣，毋以吾言为戏也。别后不两日，巫果熟睡不苏，比叩之，已死，大奇大奇。

邵默悟非甫记

家弟习之，看戏夜归，道经女宫，俄[①]见冠带者二人，满帽者一人，环坐食饮，仪从甚盛，忽闻喝声捆拿，习之遂倒地不苏。家人踪迹[②]抬归，狂病七日，不省人事，诸药不效。亟恳先生视脉，曰：此感鬼邪。以茯神、辰砂、人中白煮汤灌[③]之，半晌呓语云：三位爷以祝仙用药，许解缚，若得来唤，可得还。其母与兄以诞语，不之信。习之因泣曰：女宫西有古梅一株，枯竹数株，有大绳索，即吾吊处。时夜已半，其母冒为祝先生家人往呼，遂苏，曰：吾归矣。母大喜，因持祭礼到彼地酬神。习之复诞曰：神道以昨夜来换[④]者乃系自家人冒充，发怒，责以多金往谢先生，且以一女鬼付为妻。苦缠喉不得食，先生至卧榻，谕鬼亟去，乃愈。

陆运亨葵之甫记

---

① 俄：忽而。
② 踪迹：按踪迹追寻。
③ 灌：原作“嚾”，据文义改。
④ 换：当作“唤”。

先生寓临江施药，遇一孝子，吴姓，八岁丧父，母病肓，患不能存活，欲他适[1]。孝子泣曰：儿当樵采奉养，不惮劳苦。每出即向邻人泣曰：求以一盂食[2]母。拉柴偿抵。二岁余，其母大病几死，孝子问医，不得道，经土地祠，值雨，入问筶[3]，大哭。俄见老人持杖出，因曰：某为母病请医，敢问老伯如何可？老人以杖扣竹，再问再扣，孝子不解其故。雨霁归，见有买得药者，云是祝爷处施药得来。孝子心悟，亟入城丐药，泣拜道故。先生付药，且谕以多食竹沥。孝子叹曰：老人两扣竹者，仙师姓祝，药又用竹也。寻愈。

田厥茂心耕甫记（湖西道）

清江张凤川，不事生业，饮食皆取非其有，忽患噎症二年余，所窃取来者不复下咽。计无出，适家奉一钟进士[4]像，晨昏泣告，夜梦钟神呼曰：所作非为，特敬我是诚心，若能改行，当指生路，不则铁鞭不汝赦。梦中发誓如命，恍惚引到一处，见一位仙师，高座摆药，仪从极多，叩首求药，赐通月丸一服。苏后次日，遇有买药者，引到师处，宛然梦中，付药，系通膈丸，梦见月字其边傍也。怪绝。

聂应井季纬甫记（宜宾）

---

① 他适：改嫁他人。

② 食（sì 四）：供养。

③ 问筶（tiáo 条）：卜卦。筶，一种卜卦用具。

④ 钟进士：即钟馗，道教神，能镇宅赐福。

一庙祝[1]，梦中见本庙神伏虎赵元帅[2]升座，小鬼送簿检阅，是岁应瘟疫死者，朱笔逐名唤过。至第四名，神忽搁笔曰：是名姚一，向亦知敬神，当有神医救之。醒而识其簿名。未半截，前三名俱已亡去，姚一果病重，邻人为姚一见师求药，与服，果得苏。庙祝备述其异。

罗宪仅述若甫记（南昌）

范遇吾一婢，颇丽，私焉，其妇不能容，置之死。不一年，此妇归宁[3]，房中空虚，守之者颇闻铁链声。女自母家回，中途先遇一狐精，貌类伊夫，入轿求欢，他人不能见也。比入房，此怪盘旋不去，夜则有鬼持链搏击，仅十阅日而神不守舍，昏晕欲死。内外亲戚皆以冤鬼阴告所致，计无所之，请先生往视。未及户，妇大喜曰：怪已去，鬼亦出户外。先生住七日，此妇全愈。第八日，先生辞妇，才离其家半日，而鬼怪一时丛至矣。怪让曰：夙缘未尽，勾拿已急，快了事。鬼复让曰：限期已过，欲兼程进方妥。欲再请师，女亦让曰：祝仙人来已无及矣。是夕遂亡。

徐希时因之甫记（龙游）

---

① 庙祝：道观中照看香火者。

② 伏虎赵元帅：即赵公明，道教所祀财神。

③ 归宁：已嫁女子回己家探望父母。

遈妇樊氏，因戊子江西变更，日夜入山避兵，至己丑正月病伤寒，奇怪二十日饮食不进，每晚申酉时候扯被碎衣，叫喊不绝，天明又昏迷不言。诸医俱不下药，肚腹肿大，两便不通，口不入药。遈祖连珠圣师降坛，将艾火救[①]在背脊胼肩处，即口嗳哟一声，仙云：有毒在尾间，急去之。见果有毒，其色黑，其坚如皮，刺之无血，割之不疼，刳去肉，直见肠，渐服药三月。自后身体虚弱，小便寒冷，不几日背脊骨穿，胸前痛甚，两手不举，两脚冷痹，肚痛若绞肠痧，必急要用灯火烧背脊，用针刺脚股，紫血长射，然后稍止，又十日一发，经期阻塞，闻风畏寒，如此者四年。今以夙缘，得遇先生视脉。曰：奇病也，此病入骨髓。制服之，三日而生红光，胸中暖热快活，如醉酒样，前脚冷梗，今则伸屈自如，前之腹冷脚冷，今则和暖，前欲食不食，今则食饭觉恬，前之月经不来，今则对期，而肚疼背痛俱不发矣。

又有一斗子[②]，三年前因雨湿身，病失音，服一两，声出病愈。

又一妇人，虚弱症，日夜吐痰不止，骨蒸，不能饮食，服二两，亦愈。

又一气喘久哮极重者，服亦愈。此药真神丹也。

明矾四两　明硫黄二两，将二药入罐内，用豆腐浆同煮一昼

---

① 救：疑为“灸”。

② 斗子：仆役。

夜，取去豆腐等渣，其罐子用慢火熬至干燥，罐盛二药，埋在地泥内，深四尺许，三昼夜取出，其矾、硫俱化紫金色，最下一层有泥渣不用 茯神去皮，三两 淮山药三两，二味同在锅内蒸，晒干，露一宿，透为妙 当归酒洗净，炒燥，四两 白蒺藜酒浸一宿，炒燥，四两乌药三两，略炒 杏仁去皮尖，焙干，一两五钱 半夏用水浸一宿，次日入姜汁，二两 矾五钱 皂角刺切碎一两同煮，多用水煎干，三两 陈皮去白，一两 小茴香炒燥，一两

共为细末，同矾、硫用胶枣肉丸菉豆大，每清晨盐汤吞一钱五分，临睡白滚汤吞一钱。

范谡顾天甫记（丰城）

严陵一李老者，年七十有四，家贫多子，患噎十余年，诸医遍治罔效，又且老，自顾无生理。先生酌方，以栀子八两童便浸，白蒺藜八两酒浸，俱三日夜，去栀子不用，取蒺藜炒，为末，以所浸之酒及浸童便对入，蒸过，调蒺藜末，一二服即纳饮食，服药未竟，进饭三器矣。李老率子若孙辈二十余人踵门来谢，望见先生，即罗拜不休，且泣曰：余年沉疴，感公再造，贫无以报，惟有叩首阶前，且令若辈世传莫忘高厚耳。缘诊得其受病之由乃忧贫累，火郁于心，自咽以下一片郁火阻遏，故不纳饮食也。心与小肠表里，心郁则小肠屈曲之火并郁，宜用栀子开郁火。又以年老，不敢径用苦凉，是以取栀子之精华，既无苦凉之妨，而又得开导之利。童便辛凉，以酒济之则

温和。蒺藜利便，与栀子之精华同用，加以蒸过，则气味融浃[①]，服之郁火自从小肠而出，火散郁开，饮食自进矣。

又一洪姓者，颈项强左，身正则面侧，面正则身易而侧，时时若回顾之状。食不能纳，以项颈偏外则咽喉之窍不直，食非饮比，不能委曲纳也。饥欲死，见食惟涎，每顿止以米饮延之。先生诊，曰：此由坚硬之痰结于气食二管之间，塞而迫之，遂令转拗。用姜矾制南星、童便炒苍术、皂角刺三味末之，数服而愈，进食如故。盖南星化顽痰，苍术能行痰中之气，皂角刺钻入破坚，坚破痰消气顺，则颈项自正，气食二管自直耳。

夫噎症独治心火，与顽痰塞迫转项，此并前人未发之旨，非诊候之神，安能洞瞩其微？而处剂之神妙又其余事也。

吴中瑛彦器甫记（兰江）

一乡民王姓者，脑内作鸣，有时如爆声，眼花，时见异物，即妻子至，亦认以为怪而喊逐之，唇裂舌破，几不类人形。先生诊脉，与以归尾、黄芪、生地、石菖蒲、人参五味各二两，先用栀子仁四两炒黑，入童便三碗，煮汁二碗许，入前药拌蒸透，露一宿取出，晒干为末，每剂二钱，白汤下。才进一剂而耳爆声去，三剂而认知妻子，八九剂而唇舌复完，旧症悉除矣。盖诸医认以为火焚狂越，多用寒

---

① 融浃（jiā 加）：融洽。

药，不知此人富而操心，每事劳力，不暇饮食，塞心脾之窍，伤心脾之元，用归、芪、参、地补之，菖蒲开之，煮栀子之童便汁凉之。所谓阳虚宜于甘温，而骤投以温，必难于受，故用栀子汁，则投之辄效也，医之神至此。

鲁钊桐声甫记（武进）

一妇人，年六十余，寡而无子，贫甚，方苦无以为食计，复患噎症，每日但进米饮汤半茶钟，若吃即少许不能下，即下亦吐尽方止。余先伯母之家人妇也，甚悯之，因以告先生。诊曰：是不难，三日可得进粥，五日可得进饭也。给药与服，阅三日后至余家，与之食，果腹而去，并不苦格格[1]矣。

杨廷鉴静山甫记（武进）

一乡人，患耳聋眼花，面俱青黑色，肚大，击之有声，言语不能出喉。服药总不效，绝食六日，将置棺。离城甚遥，其子来恳先生，告以病缘。先生曰：此不必诊脉，服药二剂，可复苏也。此必诸医认以为气，多用泄脾药，遂至断其食管也。经云气有余即是火[2]，此谓在内之火，不能出焰。耳聋眼花，火蔽也；肚大有声者，火鸣也；语不出喉者，火噎也。用川连一两，甘草节三钱，煮

① 格格：阻碍，此指噎症。

② 气有余即是火：语本《丹溪心法》卷一。

汁一大碗，入朱砂三分，冷灌下，才服一二口即能言，服药毕，耳能听，眼能见，三日其肚顿消。

陆自岩友洙甫记（毗陵）

田心耕先生如夫人[①]，患头疼发热，周身走痛，数日不思饮食，病势日益重，并不能起床。先生诊脉，但酌方二味，香附米、苏木，皆用醋炒，为末，每服用灯草汤调吞三钱，服药后如解绳索，不自知何以消也。缘医家认为血少，风乘虚，多用风药，初只头疼，内无风而以风剂入之，遂通窍走痛也。用香附、苏木者，原是郁症，妇人血为主，郁而不行，香附以行气，苏木以行血，醋炒者行速也。先生语曰：厥脉沉涩，复见芤，六郁之内见血与气，得其解，不必多用药而效自速矣。

金抱一仲升甫记（宛平）

一乡民，患症，夏月遍体发热，皮肤如热铁，任人敲打总不疼，冬月皮肤尽开裂，即粘着衣服亦疼，惟春秋差可[②]。时方六月，先生诊，曰：只服药五日后，当热消身软，扑之知疼矣。给五剂，服药一剂，觉热收于内，三剂胸腹皮先软，五剂遍体皆冷汗，汗后竟如平时，奇效至此。叩以故，先生曰：此命门火衰之变症。夏月水内火

① 如夫人：对他人之妾的婉称。
② 差可：略可。差，略微。

外，冬月火内水外，其症相反，春秋气调，故差可也。用温热以理之，肉桂、附子、煨姜、白术收火于内，调气于脾，易易[①]耳。

方尔新又新甫记（黄冈）

一妇人，患症，每岁春三月间乳孔流血不止，如此六七年，无药可活，兼以潮热如火，消瘦已极。先生诊，曰：皮者脾也，土也，火伏土中，乘虚而发。春三月为季，属土，血不能度脾，入子宫而上行于乳，乳者血之囊，其孔原未尝闭，伏土之火遂乘虚穿皮而出，土旺季而春为发生之日，故流血不止也。单用知母、黄芪、甘草，皆蜜炙，为末，冷汤不时调一二钱服之，两日可疗也。服药后，果如师言。

陈献廷用修甫记（高安）

周用先，清晨梳洗时忽然仆倒，至午刻不醒。医家有用姜汤，用理痰丸子者，总不效。适先生至，省[②]诊曰：非风症，亦非痰症也。作文不遂意，思力过用，竭其津血，暑气骤入，卒尔昏晕，是以心腹冷而手足热也。以六一散，挖开口冷水调服，服至一碗，喉间有声，服至二碗，腹中作响，服至三碗，胸有暖气蒸郁，出微汗，开眼

---

① 易易：很容易。

② 省：检查。

如平时矣。

蓝沅芷生甫记（高安）

刘善长，患一症，鼻中热极，不闻香臭，出气如火，毋论不能服辛热，即见蒸熟热物，亦头摇手战，心跳不安。诸医以凉药进，但一时少可，稍停复然，兼之脾泄，骨瘦如柴。先生诊，曰：此脉与症反，症又与药反者也。酌一方，用苍术一斤淘净，皂角八两，煮水二斤，浸一宿，煮干为末，每日用麻黄一钱、大川乌五分煎汤，不时调末二三钱服。服药次日，即闻香臭，热气渐少，五日可以近火，七日进热物，喜于入口，而脾泄之症亦疗。弟子辈叩其故，先生曰：鼻热极，非真热也，肺气大寒，未经解散，遂寒极而反畏热，其脉沉迟，其症燥热，故曰脉与症反。症宜用凉，疗症反用热，故曰症又与药反。此中妙谛，固难与浅见者言也。

万兴伦贞生甫记（南昌）

一妇人，夜则恶寒，昼则恶热，热时进以冷水则稍安，寒时亦进以冷水则稍安，春夏冬皆然，惟秋天但热时可进冷水，若寒时进冷水，腹疼不可忍。患此症四年，昼夜不得睡，并饮食不进，经水不通者二年，服诸药不效，益瘦弱，惟有待毙耳。幸先生至，诊曰：此所谓阴气并阴，故发寒，阳气并阳，故发热。阴不足喜水，从阴也；阳不足喜水，救阳也。炎夏方去，寒冬未来，秋天阳退阴进，故寒时遂畏冷水。法当补阴升阳，而散其寒热，每剂人参、川连各一钱，升麻二钱，服十剂，其症可疗也。服药五剂，昼不畏热，但夜畏寒，欲饮水，七剂夜尚饮水，竟不畏寒，遂觉饮食有味，经水复通，旧病全去。

万先登于岸甫记（临川）

一乡人，心胸作痛不能忍，无时而解，饮食不能进，大便四五日一行，行则艰涩万状，小便每日一行，行则痛如刀割，面黄体瘦。遍请医，有用补者，有用行者，总无一效。患此症三年，苦不可言。先生诊，曰：此症感得极轻，诸医以心痛作主药，遂治之不效耳。岂知此人好吃煎炒，又好吃冷物，冷热交搏，停滞于胸，因之作痛。又医家不知三泻之法，大小便俱困，下不能行，上益作痛。给一方，用大黄二钱，石膏一①钱，巴豆去油五分，木通八分，共末，丸极细，每日三服，每服灯草汤吞五分。服三日，其臭物俱下，小便不作疼，心胸亦安然矣。

谢士奇正万甫记（临川）

一乡民，患骤症，眼不见物，鼻不闻臭，口不能言，惟鼻中出水不尽。医家以为中风者，中毒者，阴症者，其

---

① 一：原字缺，据津抄本补。

父母只生此子，意不能决，不敢服药，惟以被厚盖，用女人以口接气。先生诊，曰：中风、中毒、阴症皆未是，若作此等症服药，立毙之道耳。与一方，用风化老鸭骨烧灰二钱，蜜半钟，姜汁半钟，入陈烧酒一钟，挖开口灌入，但使其一知味，即刻可以服完，其病刻可愈也。服后果如师言。弟子求其解，先生曰：此犯色伤风也，观其鼻流水，又肾脉独强，是以知之也。老鸭能补阴，可知其骨也。盖因其犯色太伤，而取食物补阴之气以通导，姜、蜜、烧酒迅行，故易为功耳。

沈开春咸和甫记（会昌）

一妇人，患心痛症，每辰、巳、午三时口内有烟如火抢上，心疼欲死，每酉、戌、亥三时口内有冷气如冰欲出，心疼如割。遍请医，总不解其故。先生诊，曰：此积血积气症也。血，阴分，辰、巳、午阳亢，血与之斗，是以血入喉如烟；气，阳分，酉、戌、亥阴极，气从此伏，是气退如冰。治此症，只一剂可愈也。用川乌、桃仁、五灵脂、乳香、没药煎服，才入喉，其烟立止，有死血数块，内有小虫，皆有头尾，一服全疗。果如师言。

万立义进也甫记（新喻）

一妇人，产后十日头晕体热，口内干燥，舌唇俱拆，每日晕时眼直卒倒。诸医以其血热，用凉药，其症益重。先生视脉，曰：此不必用药，但以汁药与之食，两日可全愈也。用童便、老酒、麻油各二两，入磁罐[1]内蒸透，愈透愈妙，取起，埋土中一宿，用鸡公汤一碗，入前汁少许冲服，有郁血黑极者推出，口即不干，头即不晕，服汁完，如无病时矣。

张寿南秀海甫记（新淦）

一乡人患症，中脘作疼作胀，每发欲死，饮食入喉，如有物梗住不能下，每日惟饮生猪血及牛血等数碗。作噎症治，总不效，饮食既不进，又苦疼难忍。先生诊，曰：是必服血不作疼者也。是人必旧时好饮生鹿血，以为补虚，又值夏月服血在晚间，有飞虫在血内，误吞之，其虫入腹而活，作胀作疼。饮血不疼者，虫原入血，血入得活也。仿昔贤治油虫之法而变用之，将此人缚在柱上，其中脘痛处更加绳束，一日勿与饮，直至晚间，持血面前，使其欲吃不能，而心益苦，又阅一个时，然后以血入口，严谕为汝去病，切不可吞下，屡换血入，屡着吐去，至第七口，其心上肺下如有物欲到喉间，又换新血少许入口，衔在齿外唇内，须臾有物抢入口中，急以手挖舌，一吐尽出，洗视之，则飞虫五六个，皆红色，以血养故也。再服人参败毒散数剂，全疗矣。

王培青男震甫记（庐陵）

① 磁罐：瓷罐。磁，通“瓷”。明代谢肇淛《五杂组·物部》：“今俗语窑器谓之磁器者，盖河南磁州窑最多，故相沿名之。”

有嫂婶[①]两妇求看脉。其嫂年五十余，患劳怯重症。先生诊，曰：非真怯也，服四物汤加玄参、茯苓，一月可愈也。其婶年二十余，仅经水过后，求药。先生讶曰：据脉五日内且死，当速归与夫议。若得真郁金三两，暂延命，发狂症，可度此劫。言未毕，又一妇求药。先生诊，曰：异哉！顷刻间有两妇人绝脉何也？岂予指病[②]耶？再细心诊之，前妇当五日死，后妇且三日死，乃五日者可救，而三日者不可救，奈何？前妇尚未信，且发笑。先生曰：但看后妇，三日内见[③]，则前妇速觅郁金，只在第四日服可救。后妇归，至第二夜痰厥死矣。前妇惊惧，果觅药得活，七日后遍身发红斑，鼻流血，狂叫疼三昼夜。先生与以三黄汤，始得解。是何异秦越人决齐侯之病在骨髓，而以为司命无奈之何？而先生更夺命回生矣。

江思源玄浚甫记（婺源）

一友患健忘，服归脾、补心等药，数年不效，而症日益重，并饮食难进。先生诊，曰：心之下为脾，母病子病，调心理脾，自是医理。然贼邪在内，固有重攻之而应手去者，不可不知也。心脉三诊，一阳二阴，是为实上虚下之症，法当用牛黄、朱砂、茯神三味磨，滚汤每日进二

---

① 嫂婶：妯娌间幼者称长者为“嫂”，长者称幼者为“婶”。
② 指病：谓手指有病。
③ 见：津抄本同，疑为“死”。

剂。五剂后，用加减补心汤，生地、当归、川芎、白术、牡丹皮、茯神、枣仁、天麦二冬、玄参、远志、山药、甘草，服一月全愈。

黎元宽博菴甫记（南昌）

一商人，患热结症，小便一月不通，每日但淋血数点，其血将出管即凝结如石，其痛不可忍。诸医进以通便药，如车前、木通、蒺藜、茯苓、琥珀、郁金等药，益甚其痛。先生诊，曰：三诊脉皆强，阳火也，腑脏皆有客邪，五火之症也，当以水克之。取长流水大壶百沸，入青盐三股，通草二股，甘草节一股，尽着饮水，以极饱为度，水填满腹，然后以朱砂五分，调蜜水一钟，才过喉即作响，用青布将童便浸透湿，安脐上，以熨斗旺火脐上运之，其水尽从小便中出，有碎如砂石小豆大者推出碗许，其病顿除。是谓之火在水先，以全水克五火。又不通者水塞也，以水通水，由其道，原至易也。

万司谦六吉甫记（新喻）

一孩子，年十五，因其父求药携之来。先生诊其父之脉，此脾虚之症，服归脾汤十剂可愈。因望其子气色，语以此子有病在里，交夏当发，发则凶。弟子辈诘以故，先生曰：不观之时令乎？春气暖，至季春暖极，将为炎，是夏之渐也。推此可以知人身，时方二月，天气清凉，正值早晨，此子面黄赤，毛孔俱开，是旦行昼气，春见夏色，不由渐也。其父为其子求调治，先生曰：即预调治，亦必发，但易疗耳。交夏六月，果发热症，幸先生犹在省，但与以六一散二两，用冷汤调服而愈。

张寿南秀海甫记（新淦）

乔克峻湖西道田先生署内乡亲，患一症，腹中作疼，不能忍，昼夜无刻稍宁，饮食概不进，疼至七日，但欲求死，而疼更增，见鱼池则跳身入水，见绳索则就缢速亡，每次救苏。忽晚间有家丁带刀，生计以为好刀借看，持刀即自刎其颈，断其喉，晕死在地，血流不止。幸先生在，临诊视，仅断喉骨之半，尚有生机。用生半夏捣粉，涂入孔内，外以膏药贴之，三日其断骨复接，始能饮食，然疼则益甚。先生曰：此腹生内疽，厥毒在肾发不出，故疼。亟用麻黄，每剂三钱，并归尾、防风、荆芥、黑枳实、连翘，四剂，服药两日，右腰眼发皮里硬毒一块，而疮稍解。用金银花、穿山甲①、归尾、大黄、朴硝等药六剂，其腰眼毒直肿至胁上，至心而止，右半边身高于左边三寸许，皆硬而不红，疼尚不解。又用生大黄、朴硝，每剂两许，加黄连、连翘等药，三剂，便出黑秽鸡子块大者一桶，臭不可言，虽以犬见之，吠而走也，其疼遂止，其毒亦渐消。乔克峻自此再生，图先生之像，顶香朝夕。盖以

① 穿山甲：“穿”原作“牙”，据文义改。

丹膏速接其喉骨，奇也，按脉而知有内疽，以为发其毒而疼可止，更奇也，至于先以麻黄，后以大黄，皆重剂，此用药之妙，非思议所及也。

钱天寿为先甫记

一寡妇，年六十余，患疯气①十年，不能起床。其媳亦早寡，以厥姑②无有伏侍③者，遂不嫁。家复贫甚，每日两餐粥苦不给，乃饥寒迫身，孝事其婆。未二载，亦患瘫痪症，初脚不能行，后并手不持矣，邻人为其媳求药，告以病缘。先生曰：不但媳之症可愈，并厥姑之症可愈也。给汤药各三剂，末药各四剂，以服末当用好陈酒，此贫苦者，顾安所得酒乎？适有送节者，先生收酒一大坛，给与两妇。服药毕后六日，姑媳两人泣拜于地，旧病悉除，得务生理。此自先生施济常事，然亦孝妇感动天地，而先生之药，是亦天地之恩也。

王应元晋侯甫记（休宁）

一乡民，患气块症。先生诊，曰：块疼甚，固亦难受，未伤命也，据脉十日内当死。予欲救汝而给以药，然服药预救，亦当得凶症而后免，既免以后，汝且不信有死，而谓因服药得凶症，将怨予。予今若不救，又坐视也，

① 疯气：风瘫。
② 姑：婆婆。
③ 伏侍：服侍。

奈何？归，与其父言固信服先生为神人者，因求药。与以黄连解毒汤，每日二剂，服药十剂，至第六日小腹大疼，泻出有头有足虫长尺许者数十条，昏晕咬牙，不省人事者两日。家人惊怖，先生曰：毒出也，死可免也。与以和中丸十剂，得愈，渐进饮食，起，视其气块，亦并消矣。

项良钦文叔甫记（星子）

一乡民，患头疼发热，甚重。先生诊，曰：给汝药三剂，弗使人知，但服之三日后再来见，可除根也。乡民归，与知药者见之，佥[①]云无故用此药，不能解，且勿服。阅三日，颈发瘰疬，饮食不能过喉。来见，先生曰：是必疑吾药弗服，乃至此。予初诊脉，见汝积热，且晚有热毒出喉间，是以授汝之药为连翘、桑寄生、射干、羌活、独活、大黄、木通、朴硝，毒未发，以此泻之则易为功。今毒已发，且极重，当用五香连翘散，于前药内加丁香、沉香、木香、乳香、射香，十剂可愈也。服药后，泻去毒尽，瘰疬顿消。

江以硕公逊甫记（新城）

客有问于余曰：茹穹子游虞山，未及浃旬[②]，授[③]其诀

① 佥（qiān 千）：全都。
② 浃（jiā 家）旬：十天。
③ 授：通“受”。《说文通训定声·孚部》：“授，叚借为‘受’。”

者，靡不朝种夕收，立竿见影，何其道之不疾而速，若此之神且妙也？余曰：世之玄学，大率有两门：其玄远者，则归于玄牝天根①，窈冥冲漠②，令学人吹囊贮气，如游空之鸟，穷大而无归③；其平实者，则取诸熊经鸟伸④，开关聚气，令学人登枝失干，如屈步之虫⑤。得此而遗彼，此皆所谓徐六担板⑥，但见一边者也。茹穹子之道至易至简，亦神亦化，即易简为神化，即神化为易简，不待二时，不分两僪⑦，自《道德》五千言以至丹经⑧万卷，如数家珍，如观掌果⑨。吾于是而知庄生之朝彻⑩，颜子之坐忘⑪，实有是功夫，实有是境界，非说道理，非假言筌⑫。子以神妙而求之，则箭锋石火觌⑬面而失之千里，奚可哉？或曰：

---

① 玄牝天根：谓玄妙幽渺。《老子·六章》："谷神不死，是谓玄牝。玄牝之门，是谓天地根。"

② 冲漠：虚寂恬静。

③ 穷大而无归：穷极其大而无所实用。《周易·序卦》："穷大者必失其居。"

④ 熊经鸟伸：古代导引养生之法。出《庄子·刻意》。

⑤ 屈步之虫：喻模仿。屈步，义同"趋步"。

⑥ 徐六担板：肩扛木板，只能视见前方，不及左右及后方，喻偏执一端。典出《竹窗随笔·禅佛相争》。

⑦ 僪（jué 爵）：（庄稼）倒伏，此谓偏倚。

⑧ 丹经：道家炼丹之书的总称。

⑨ 掌果：掌中之果，喻易见。典出《楞严经》卷二。

⑩ 朝彻：顿悟妙道。典出《庄子·大宗师》。

⑪ 坐忘：坐而忘我与物。典出《庄子·大宗师》。

⑫ 言筌：指言辞。典出《庄子·外物》。

⑬ 觌（dí 敌）：见。

子既已归心空门，拣别《楞严》[①] 十种仙趣[②]，今复津津于茹穹子者，何也？余告之曰：世尊[③]初诣道树[④]，伽趺[⑤]坐草内，思安那般那[⑥]安那般那者，出入息也，一数二随，三止四观，五还六净，谓之六妙门。观天台[⑦]禅门次第，亦用此六妙观[⑧]。吾将从事茹穹子之诀，穷究天台法界次第，以此为观门初首。如子之惎[⑨]我，将离玄而求禅，如人终日说食，却在饭箩边饿死，则岂可谓之知禅者哉？或者乃稽首而退，请书其说，以告于来学者。

余授茹穹子《丹诀》，谛信不疑，将涓吉[⑩]奉行，二十七日忽感风邪，鼻塞体热，头涔涔然[⑪]。知为客感，可仍用《鼻息诀》散之。鼻息少许时，自觉关窍中如有一物结辖[⑫]不开，闭极忽开，开已复闭，交战久之，结轄处如

---

① 楞严：即《楞严经》，佛经名。

② 十种仙趣：佛教称众生轮回之处有地狱、饿鬼、畜生、人、天、阿修罗“六趣”，《楞严经》又从天趣分出“仙趣”，仙趣又分地行仙、飞行仙、游行仙、空行仙、天行仙、通行仙、道行仙、照行仙、精行仙、绝行仙十种，《楞严经》认为系“不循正觉，别得生理，寿千万岁”。

③ 世尊：佛教徒对佛陀的尊称。

④ 道树：指菩提树。佛经载释迦牟尼于菩提树下成道，因称。

⑤ 跏趺（jiāfū 加夫）：结跏趺坐，佛教修禅者的坐法，互交二足，右脚盘放于左脚上，左脚盘放于右腿上。

⑥ 安那般那：佛教一种通过吸呼修定的方法。安那，入息。般那，出息。

⑦ 天台：天台宗，中国佛教宗派之一，祖庭为浙江天台山国清寺。

⑧ 观：观想，佛教用语。

⑨ 惎（jì 既）：启发。

⑩ 涓吉：选择吉日。涓，选择。

⑪ 涔（cén 岑）涔然：汗出貌。

⑫ 结辖（sè 色）：结塞。辖，塞。

有一物拔出，真气汩汩乎来矣。少选[①]，塞者既通，通者不复闭，所拔去之一物窅然[②]不知其所往矣。又少选，则真气喷溢，通闭俱忘，遍身骨节酥融灵透，自觉神清气爽，魂安魄定，身无其身，息无其息，如饮天酒，如吸甘露，欢喜快乐，至炊一饭熟顷，乃蘧然[③]而觉，觉时如梦如幻，口不能言，久之稍言其状。内人曰：此真正开关消息，但未知光景如何？余曰：光景不可说。但恍惚中忽见一本书在旁，开列行功次第，楮墨[④]行数，宛然在目，但不能举似[⑤]耳。尔时自讶应有三花聚顶、五气朝元之状，迄今但满心欢喜，口中不能形容片语，古人言古佛舌头，良有以也。次日，茹穹子曰：此已见大橐籥[⑥]，不但开关也，持行诀而先开关最奇，即于病中行诀开关尤奇，此一本书的是祖师枕中秘诀，假借梦中传授尤奇之奇，非夙禀胎仙，何以臻此？

辛丑孟夏虞山蒙叟钱谦益书于胎仙馆之右个[⑦]

茹穹先生念我衰老，扁舟访我虞山。余观先生双瞳如

---

① 少选：也作“少旋”，片刻。

② 窅（yǎo 咬）然：悠远貌。

③ 蘧（qú 渠）然：惊喜貌。

④ 楮墨：纸墨。楮，木名，树皮可造纸。

⑤ 举似：举以示人。

⑥ 橐籥（tuó yuè 驼岳）：古时鼓风吹火之器，《老子·五章》用以比喻天地之气的状态。

⑦ 右个：右侧偏房。

漆，须发鬒[①]黑，神气盎溢，视三载前德充之符[②]，又加粹矣。所至以一指活人，刀圭方匕[③]，沈疴立起，诊视如孙吴[④]之料敌，疗病如韩白[⑤]之决胜，病愈奇怪，则效愈神速，斩关夺命，不以寻常方剂奏功。江右[⑥]陈伯玑，士林之麟凤也，疻痏[⑦]在躬，十年不愈，神色顦顇[⑧]，起居艰苦，才服药两日，忽来告我：霍然有起色矣，疮液之流黄者变而为白矣。先生奉灵真[⑨]之命，以活人为事，吾以为如伯玑者活一人，可抵千人万人，岂可与横目之民[⑩]计口论功耶？余向辱先生执贽[⑪]，师资之敬甚严，今效阳明还拜董萝石故事[⑫]，以寿衣一袭为贽，反执弟子礼。先生不欲当，乃以《还丹真诀》见授，许以舐丹鼎上升，作淮南

---

① 鬒（zhěn 疹）：头发黑密。

② 德充之符：道德充溢的证验。典出《庄子·德充符》。

③ 刀圭方匕：皆古时撮药之具，用喻医术。

④ 孙吴：孙武与吴起，春秋战国时期兵家。

⑤ 韩白：韩信与白起，秦汉时期名将。

⑥ 江右：江西的别称。

⑦ 疻痏（zhǐwěi 指伟）：伤病。

⑧ 顦顇：同“憔悴”。

⑨ 灵真：得道的真人。

⑩ 横目之民：普通民众。典出《庄子·天地》。

⑪ 执贽（zhì 致）：古时读书人携礼拜见，此指祝茹穹拜自己为师。贽，初次拜见某人时所执的礼物。

⑫ 阳明还拜董萝石故事：阳明即王守仁，号阳明子，明代理学家。董萝石即董澐，明代学者，年老始闻王阳明之学，坚拜王阳明为师。王阳明敬其为人，曾说：“则如萝石，固吾之师也，而吾岂足以师萝石乎？”事见《王阳明全集·从吾道人记》。故事，旧事。

鸡犬也[1]。昔汉淳于斟[2]隐居吴乌目山中，遇慧车子[3]，授以《虹景丹诀》，遂得度世。乌目山即虞山之别名，陶隐居不知，以为吴地无乌目山，误也。先生坐予小阁上，指点檐外峰岫，乾元宫招真治[4]丹井鸽飞，恍忽在眼。先生此来，得非慧车子飚轮神车舟[5]降于此山耶？石台使君[6]亲见先生疗伯玑疾，拊掌叹异。江右仙灵所萃，皆龙沙石函中人也，当为我证明此言。

辛丑四月望日教下道弟虞山蒙叟钱谦益顿首书于胎仙馆中，医验书下：

常熟陆定尔乃正王烟客，先生长爱[7]也，患症，昼夜吐痰涎不止，兼之发热，遍身作痛，竟夜不寐，稍进食即呕吐不纳，羸瘦已极，以无药可救矣。先生按脉，给丹药，一剂得安寝，数剂进饮食。语以此产后顽痰症也，当发一毒，得全愈，果如所言。病愈剩有药丸，一老妪病羸

---

① 许以……淮南鸡犬也：谓许诺跟从自己。史载西汉淮南王刘安好神仙之术，后因事涉谋反，自杀。当时传说刘安服丹药升天为仙，其家蓄养的鸡犬啄食余药，亦随之升天。参看《论衡·道虚》。

② 淳于斟：即淳于叔通，东汉人，从魏伯阳传《周易参同契》，为《周易参同契》作者之一。

③ 慧车子：传说中仙人名。见南朝陶弘景《真诰》。

④ 乾元宫招真治：道观名。南朝张道裕在常熟虞山建道观，名“招真治”，后更名“乾元宫”。

⑤ 飚轮神车舟：仙人所驾的御风而行的神车。

⑥ 石台使君：即李来泰，字仲章，号石台，清初人，曾任翰林院侍讲，与钱谦益交厚。

⑦ 长爱：长女。古时称他人的女儿为“爱”。

极者服之，不惟病疗，复体肥强旺如壮年，药之灵至此。

嘉定杨思贤患症，每睡倒即百节酸疼，遍身冰冷，汗出如雨，竟夜地狱中游，虽重唤不醒，骨瘦如柴，每日饮粥汤碗许，无生理矣。先生视脉，谓此神失之证，人之魂魄，倒乃乱驰也。语以治法，但睡时着其子抱其背，觉身冷才有汗出，即扶起令坐，候开眼知人事，即服药一剂，扶起令行。数日，饮食渐进，其病如失。

吴江俞成吾，患腹胀疼极，秋冬更甚。诸医作蛊治，不效，益疼，饮食概不进，危在须臾。先生视脉，曰：非蛊也。戊土既衰，难于转运，食物不化，加以客寒，遂成兹症。秋冬重者，天气寒则客寒交作也。调胃化气，佐以温和，服药半月，愈。

嘉兴李含文妇患症，初产艰难，头晕气喘，心疼如割不能忍，六日不进食，成不药之症。先生胗脉，曰：此症过七日即不治，今犹可治也。用红花、苏木等，而佐以炒栀子寒凉诸药，医者不解，果两剂而愈。先生语曰：此血攻心，心血复热极，用行血药而心腹之疼止，佐以寒凉，血凉而头晕止，胃气开，痰喘平矣。不得泥初产不用凉药之说也。

丹徒周子祯患症，头顶怕寒，炎月须以绵裹，面色红赤，皮内时有虫行，手足摇战，竟日不止，惟食时稍定。先生视脉，曰：此胃伤也。胃为十二经之海，而流行皮毛肌肉筋节之间，谷气不上升诸阳，故头顶畏寒，主气少而发为大热，故面赤。观其饮食时稍定，则知其枝叶之大伤而主气尚有存也。定方主以甘温，佐以酸寒，服药一月，愈。

嘉善张子庭妇患症，头面及遍身浮肿不堪，饮食停在胸膈，阅两个时作呕吐出。诸医以为翻胃，不可疗。先生视脉，曰：异哉！此受孕两月之脉也，作翻胃治之，几屈死此妇矣。盖因血不足以滋胎，当二月而坠，欲坠不能而气上攻于心，遂作呕吐。与以养血滋胎，旧症渐除，果十月而诞子矣。

平湖林茂大患症，湾①背，头与膝相合，十年余不稍伸，更难睡，疼不可言。头背既覆，肺窍屈曲，不能容食，仅纳饮汤，少延性命而已。先生视脉，给丹末，服至五日，忽能举头。其子急再求药，又五日而背膝俱伸直，能步行，饮食亦过喉，如平日矣。

---

① 湾：同“弯”。唐代白居易《玩止水》：“广狭八九丈，湾环有涯涘。”

常熟戴洋士乃正患症，小产后四五月血崩不止，羸弱已极，诸药不效。先生视脉，曰：此非血崩症也。由从前小产未经清补，气郁未调，而血路有余，寻即受孕，复如前三月小产，其郁更甚，此五郁气不能摄血之症也。认为血崩重补，塞其去路，而去益甚耳。服补气凉血药三剂，其血即止。再服调理中气丸，体康如前矣。

嘉善王德闻，患左肩连臂作疼，阴雨天更甚，八余年不得愈，诸药无效。先生视脉，曰：非风痰，亦非寒湿，由心右际血不调，渗入右背系，而其脉应于左肩臂。与以药丸一觔，且语以服未半可愈也。果服药未及半，而旧症全疗矣。究其药，乃天王补心丹也，此药似与疗肩背症不相涉，而效之神至此，岂易与浅见者道哉？

杨长倩，北上过吴门，求看脉定方，为长途调理。先生曰：据脉当有病，病且重，细看脉中气息，此番未必中①，何不留此资回武塘再读书也？已而会榜发，果下第②，病复不已，悉如先生言。

顾无羡，患右臂痛，至不能上下，十余年苦不可言。先生视脉，与以药一包，并传静功。半月后，忽一日伸

① 中（zhòng 众）：考中。

② 下第：也作“落第”，科举时代指会试或乡试未考中。

臂，能上下其手，竟不知向日之有此症也，神哉！

魏介臣乃正，患怯症，痰涎不已，骨蒸潮热，多出冷汗，兼之喉间肿痛，有一物作梗，饮食不能入，并痰涎亦不能出也。年余诸药不效，危甚。先生视脉，曰：

（此下原本阙）

校注后记

《祝茹穹先生医印》为清初名医祝茹穹弟子赵嶷编乃师医论、医案而成，成书于清顺治十一年（1654），刊行于清顺治十三年（1656）。全书分《祝茹穹先生医印》（以下简称《医印》）《祝茹穹先生医验》（以下简称《医验》）两部分，《医印》三卷，载祝茹穹医论二十五篇，《医验》一卷，载祝茹穹医案六十三则。从内容看，其书于理论的探讨有独到见解，医案亦多有特色，是一部具有较高参考价值的临床著作。今将整理校注工作有关情况综述如下。

一、关于作者

祝登元，字茹穹，龙丘（今浙江衢州）人，弱冠为诸生，明崇祯十七年（1644）选贡，未几明亡，天下动荡，闭门著述。清顺治三年（1646）被举荐为福建漳州府知府，署监军漳泉道，在任期间为人治病，不久辞归，著书十余种，今传有《心医集》及弟子赵嶷所编《祝茹穹先生医印》。

二、成书及刊行

《祝茹穹先生医印》系祝茹穹弟子赵嶷所编，书前有祝茹穹另一弟子沈朝璧作于顺治十一年（1654）的序和清初大臣郎廷佐作于顺治十三年（1656）的序。作者如请他人作序，一般在成书之后，刊行之前，据此，《祝茹穹先生医印》成书应不晚于顺治十一年，刊行则不早于顺治十三年。今中国中医科学院图书馆所藏《祝茹穹先生医印》旷旷居刻本，版心下方有“旷旷居”三字。祝茹穹著有《心医集》六卷，其顺治七年庚寅（1650）原刻本有祝茹穹自序，署为“顺治庚寅孟春龙丘祝登元茹穹父书于旷旷居”，则“旷旷居”为祝茹穹堂号，因此《祝茹穹先生医印》顺治十三年刻本应为家刻本。

《祝茹穹先生医印》编者为赵嶷。据《医印》各卷卷题下所署“庐陵弟子赵嶷一苍子记注”，可知赵嶷为祝茹穹弟子，庐陵人，号一苍子。庐陵即今江西吉安，而以“一苍子”为号，似属道家一流。至于“记注”，当是“记”而且“注”的意思。赵嶷编乃师医论医案而成书，是为“记”，而文中双行夹注，应是“注”。《祝茹穹先生医印》尚有眉批三十余条，其中“脉不满五十动而一止，为肾气先尽，故尺脉为根，以五脏各候一动者谬”篇有一条作“天枢之说，从来未阐发，嶷著有《天枢奥论》”，“嶷”当是“赵嶷”自称，则其书眉批亦出赵嶷之手。赵嶷编《祝茹穹先生医印》，却不曾写下序跋，因而其成书过程及具体时间无法得知。

旷旷居本《祝茹穹先生医印》书前二序，前者为祝茹穹弟子沈朝璧作于顺治十一年（1654），后者为清初大臣郎廷佐作于顺治十三年（1656）。二序皆为他序，按常规撰序者会在序中介绍作者和作品，但沈、郎二序却只字未涉赵嶷其人和《祝茹穹先生医印》其书，颇有疑窦。其一，沈朝璧既与赵嶷同为祝茹穹弟子，赵嶷编乃师医论医案成书，请沈朝璧为序，但沈朝璧却竟未谈及其书其人一字，而称“此夫子之能自治其心，又能治人之心，《心医》之所由起哉……区区《心医》《纪验》谓足见夫子乎？然夫子之心固已见矣”，其序似非为《祝茹穹先生医印》而作，反倒似为《心医》《纪验》（即《心医集》）而作。其二，郎廷佐为清初重臣，早年随父入后金，清初累官至江西江南总督，身份显赫，恐不肯轻易为他人之书作序。综观郎廷佐序，既不曾提及《医印》其书，亦不曾提及赵嶷其人，却称“时《心医静功》合刻成，为泐数言，以弁其首”，俨然是为《心医集》作序的口吻。《珍版海外回归中医古籍丛书》影印日本国立公文书馆内阁文库所藏顺治七年庚寅（1650）《心医集》原刻本，前有他序数篇及自序一篇，正文六卷，卷一为纪验（并方），为祝茹穹医案集，凡39案；卷二为症方，列病症及治疗方药；卷三为“三科”，即妇人科、小儿科、眼科，论述各科证候方药；卷四为脉论，述脉象及脉法；卷五为秘方，载家传、师传、友传等来源的方药；卷六为静功妙药，讲静功养生。国内传本《心医集》藏解放军医学科学院图书馆，前有熊文举顺治十三年序，经王雅菊整理，由中医古籍出版社于1988年与《陆地仙经》《修昆仑证验》《养生秘旨》合册出版。

其内容包括三部分，前为“静功妙药”，后为“纪验”和“纪验二刻”，载案近70则。与日本国立公文书馆内阁文库所藏相较，显然不是同一书的不同版本。另外，国内传本《心医集》有熊文举作于顺治十三年丙申（1656）的序。熊文举为明末清初人，入清后官至兵部右侍郎，其在《心医集》序中称“大司马总制郎公为序以行，而不佞为数语殿其后”，则郎廷佐曾为《心医集》作序，但日本国立公文书馆内阁文库所藏《心医集》原刻本前有张学圣、佟国鼐等八人的序文，却并无郎廷佐序。总之，《祝茹穹先生医印》的刊行流传及其与《心医集》的关系尚有可以探讨的问题。

三、版本及馆藏

据《中国中医古籍总目》，《祝茹穹先生医印》顺治十三年旷旷居刻本仅中国中医科学院图书馆有藏一部，半页九行，行十九字。天津中医药大学图书馆另有抄本一部，《医印》只卷一、卷二两卷，缺卷三，《医验》无附录。2008年，中医古籍出版社编辑影印《中医古籍孤本大全》丛书，《祝茹穹先生医印》顺治十三年旷旷居刻本列入其中。

四、体例及内容

《祝茹穹先生医印》三卷，所谓“医印”，犹言医学之“心印”，亦即医学之心悟（注文中“印”又取印证义）。

就体裁说，皆为医论，卷一载“胃气一线，定部分用”等10篇，卷二载“《内经》《难经》九候部位不同，独浮中沉与七诊法合”等8篇，卷三载“五脏五行所属，有克之而反生，生之而反克，举一而知”等7篇，凡25篇，内容主要涉及脉法、经脉及伤寒等，多属个人心得，不仅有深入探讨，且确有独到之见，绝不见于其他医书，引经据典，侃侃而论，于读者颇有启迪。《祝茹穹先生医印》篇题用语句形式，如卷一“《难经》言外关内格，内关外格，因于寸阳尺阴，不以人迎寸口为准，其旨与《内经》不同，其言关格者异也”篇题，实为一结论性观点，又如卷三“伤寒正传，三日未满之前，邪在表可汗，三日已满之后，邪在里可下，邪去病愈，不过十日以上，否则死在七日之内”。

《祝茹穹先生医验》系独立于《医印》之外的内容，载录他人所记祝茹穹医案凡63则。其间不乏名家，如与钱谦益、龚鼎孳并称“江左三大家”的吴伟业记祝茹穹为其弟德藻诊病案，曾任文华殿大学士的宋德宜记祝茹穹为钱谦益诊病案。另如许之渐、戴吴悦等，也都见于文献记载。因而《祝茹穹先生医验》所载医案的可靠性较高。

《祝茹穹先生医印》的内容包括《医印》《医验》两部分，书名则仅称《医印》。从原书看，《医印》三卷，《医验》不分卷，而又包括两个部分：一是各人分别记录的祝茹穹医案，每案后有记录者名氏，如“杨静山乃郎九抟患胃痛”案，案末署为“吕宫苍忱甫记”，“一乡民患病”案，案末署为“蒋克显天适甫记”，应是分别提供而后由赵嶷编集的，凡51则；二是钱谦益记录的祝茹穹医案，凡12则，医案前尚有钱谦益所撰文字2篇，述自己与祝茹穹之交往以及对其人之钦敬。从篇幅看，《医验》约占全书的四分之一，且与《医印》内容不同，因此《祝茹穹先生医印》实为《祝茹穹先生医印》《祝茹穹先生医验》之合编，名为《祝茹穹先生医印医验》似更妥当。

五、学术特色

《祝茹穹先生医印》论述脉法、经脉及伤寒等，范围相对局限，多针对某一具体问题进行阐发，与编述性医书不同，因而多有独到见解，如认为“《内经》关格两说，其实一理”，“风为百病之始，实为生之本”，“《内经》《难经》九候部位不同，独浮中沉与七诊法合”，“《内经》关格两说，其实一理”等，不拘体系纲领，但求一点真见，常能发人深省，因而颇有特色。

《祝茹穹先生医验》系采集他人所记祝茹穹医案汇编而成，所涉病证有胃痛、奇症、手足摇战、骨折、中风、顽痰、噎症、项强、脑鸣、耳聋、头疼、发热、乳孔流血、昏晕、寒热、胸痛、心痛、腹痛、健忘、热结、浮肿、崩漏等，治法或汤液，或丸丹，或膏药，或针刺，内容丰富而有特色。此外，祝茹穹倡导静功却病，以养心为妙药，曾在《心医集》中述自己入高巅深林，得无生子李华卿传授事，颇涉神异，《祝茹穹先生医验》所载医案亦有事涉荒诞者，如陆运亨所记其弟看戏夜归遇鬼案等，应予注意。

总书目

医经

内经博议
内经提要
内经精要
医经津渡
素灵微蕴
难经直解
内经评文灵枢
内经评文素问
内经素问校证
灵素节要浅注
素问灵枢类纂约注
清儒《内经》校记五种
勿听子俗解八十一难经
黄帝内经素问详注直讲全集

基础理论

运气商
运气易览
医学寻源
医学阶梯
医学辨正
病机纂要
脏腑性鉴
校注病机赋
内经运气病释
松菊堂医学溯源
脏腑证治图说人镜经
脏腑图说症治合璧

伤寒金匮

伤寒考
伤寒大白
伤寒分经
伤寒正宗
伤寒寻源
伤寒折衷
伤寒经注
伤寒指归
伤寒指掌
伤寒选录
伤寒绪论
伤寒源流
伤寒撮要
伤寒缵论
医宗承启
桑韩笔语
伤寒正医录
伤寒全生集
伤寒论证辨
伤寒论纲目
伤寒论直解

诊　　法

针灸推拿

本　　草

药征
药鉴
药镜
本草汇
本草便
法古录
食品集
上医本草
山居本草
长沙药解
本经经释
本经疏证
本草分经
本草正义
本草汇笺
本草汇纂
本草发明
本草发挥
本草约言
本草求原
本草明览
本草详节
本草洞诠
本草真诠
本草通玄
本草集要
本草辑要
本草纂要
药性提要
药征续编
药性纂要
药品化义
药理近考
食物本草
食鉴本草
炮炙全书
分类草药性
本经序疏要
本经续疏
本草经解要
青囊药性赋
分部本草妙用
本草二十四品
本草经疏辑要
本草乘雅半偈
生草药性备要
芷园臆草题药
类经证治本草
神农本草经赞
神农本经会通
神农本经校注
药性分类主治
艺林汇考饮食篇
本草纲目易知录
汤液本草经雅正
新刊药性要略大全
淑景堂改订注释寒热温平药性赋
用药珍珠囊　珍珠囊补遗药性赋

方　　书

医便

卫生编

袖珍方

仁术便览

古方汇精

圣济总录

众妙仙方

李氏医鉴

医方丛话

医方约说

医方便览

乾坤生意

悬袖便方

救急易方

程氏释方

集古良方

摄生总论

摄生秘剖

辨症良方

活人心法（朱权）

卫生家宝方

见心斋药录

寿世简便集

医方大成论

医方考绳愆

鸡峰普济方

饲鹤亭集方

临症经验方

思济堂方书

济世碎金方

揣摩有得集

亟斋急应奇方

乾坤生意秘韫

简易普济良方

内外验方秘传

名方类证医书大全

新编南北经验医方大成

临证综合

医级

医悟

丹台玉案

玉机辨症

古今医诗

本草权度

弄丸心法

医林绳墨

医学碎金

医学粹精

医宗备要

医宗宝镜

医宗撮精

医经小学

医垒元戎

证治要义

松厓医径

扁鹊心书

素仙简要

慎斋遗书

折肱漫录

济众新编

丹溪心法附余

方氏脉症正宗

世医通变要法

医林绳墨大全

医林纂要探源

普济内外全书

医方一盘珠全集

医林口谱六治秘书

识病捷法

温　　病

伤暑论

温证指归

瘟疫发源

医寄伏阴论

温热论笺正

温热病指南集

寒瘟条辨摘要

内　　科

医镜

内科摘录

证因通考

解围元薮

燥气总论

医法征验录

医略十三篇

琅嬛青囊要

医林类证集要

林氏活人录汇编

罗太无口授三法

芷园素社痎疟论疏

女　　科

广生编

仁寿镜

树蕙编

女科指掌

女科撮要

广嗣全诀

广嗣要语

广嗣须知

孕育玄机

妇科玉尺

妇科百辨

妇科良方

妇科备考

妇科宝案

妇科指归

求嗣指源

坤元是保

坤中之要

祈嗣真诠

种子心法

济阴近编

济阴宝筏

秘传女科

秘珍济阴

黄氏女科

女科万金方

彤园妇人科

女科百效全书

叶氏女科证治

妇科秘兰全书

宋氏女科撮要

茅氏女科秘方

节斋公胎产医案

秘传内府经验女科

儿　　科

婴儿论

幼科折衷

幼科指归

全幼心鉴

保婴全方

保婴撮要

活幼口议

活幼心书

小儿病源方论

幼科医学指南

痘疹活幼心法

新刻幼科百效全书

补要袖珍小儿方论

儿科推拿摘要辨症指南

外　　科

大河外科

外科真诠

枕藏外科

外科明隐集

外科集验方

外证医案汇编

外科百效全书

外科活人定本

外科秘授著要

疮疡经验全书

外科心法真验指掌

片石居疡科治法辑要

伤　　科

正骨范

接骨全书

跌打大全

全身骨图考正

伤科方书六种

眼　　科

目经大成

目科捷径

眼科启明

眼科要旨

眼科阐微

眼科集成

眼科纂要

银海指南

明目神验方

银海精微补

医理折衷目科
证治准绳眼科
鸿飞集论眼科
眼科开光易简秘本
眼科正宗原机启微

咽喉口齿

咽喉论
咽喉秘集
喉科心法
喉科杓指
喉科枕秘
喉科秘钥
咽喉经验秘传

养　　生

易筋经
山居四要
寿世新编
厚生训纂
修龄要指
香奁润色
养生四要
养生类纂
神仙服饵
尊生要旨
黄庭内景五脏六腑补泻图

医案医话医论

纪恩录
胃气论
北行日记
李翁医记
两都医案
医案梦记
医源经旨
沈氏医案
易氏医按
高氏医案
温氏医案
鲁峰医案
赖氏脉案
瞻山医案
旧德堂医案
医论三十篇
医学穷源集
吴门治验录
沈芊绿医案
诊余举隅录
得心集医案
程原仲医案
心太平轩医案
东皋草堂医案
冰壑老人医案
芷园臆草存案
陆氏三世医验
罗谦甫治验案
临证医案笔记
丁授堂先生医案
张梦庐先生医案

养性轩临证医案

养新堂医论读本

祝茹穹先生医印

谦益斋外科医案

太医局诸科程文格

古今医家经论汇编

莲斋医意立斋案疏

医　史

医学读书志

医学读书附志

综　合

元汇医镜

平法寓言

寿芝医略

杏苑生春

医林正印

医法青篇

医学五则

医学汇函

医学集成

医学辩害

医经允中

医钞类编

证治合参

宝命真诠

活人心法（刘以仁）

家藏蒙筌

心印绀珠经

雪潭居医约

嵩厓尊生书

医书汇参辑成

罗氏会约医镜

罗浩医书二种

景岳全书发挥

新刊医学集成

寿身小补家藏

胡文焕医书三种

铁如意轩医书四种

脉药联珠药性食物考

汉阳叶氏丛刻医集二种